바른체형 유지를 위한 新 교정학

스포츠마사지와 활정술

저자: 이기세 · 정형진 · 천인순

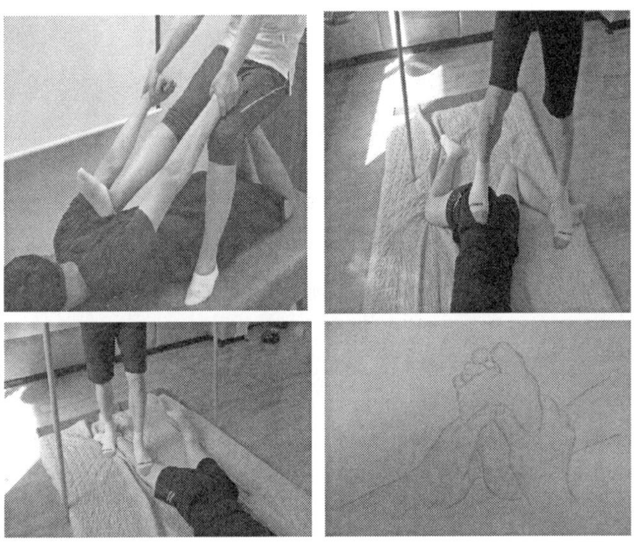

도서출판 **진 영 사**

바른체형 유지를 위한 新 교정학 **스포츠마사지와 활정술**
이기세 · 정형진 · 천인순

2015년 07월 10일 초판인쇄
2015년 07월 15일 초판발행
발행인 박 진 영
발행처 도서출판 진영사
인천광역시 부평구 갈산동 35-3번지
전화 : 032)505-4207
팩스 : 032)505-4206
E-mail : 0183734207@hanmail.net
등록 : 122-91-77317

ISBN 978-89-6541-235-9 93690
값 12,000원

머 리 말

최근들어 방송매체에서 100세 건강시대라는 말을 자주사용하고 있다. 그만큼 과학기술의 발달로 인하여 인간의 생명을 연장할 수 있는 기술개발이 다양한 분야에서 이루어지고 있으며 상용화단계를 거치고 있기 때문이다.

또한 건강을 유지하기 위한 다양한 노력들이 100세 건강시대를 지향한다는 긍정적인 의미도 한 몫을 했을 것이다.

그간 건강을 유지하고 지키기 위한 다양한 자연의학의 적용은 물론이며, 힐링(healing)과 같은 단어들이 사람들의 마음속 깊이 파고든 것은 그만큼 생명연장에 대한 꿈이 간절하기 때문이라고 생각한다.

특히 족심도, 활도술, 활법술, 교정 및 스포츠마사지 등은 건강뿐만 아니라 미용에까지 영향을 미쳤다고 볼 수 있으며, 특히 인체교정술은 바른자세를 유지하며, 체형관리를 통해 건강을 유지하기 위하여 연구되고 있는 영역으로서 최근들어 키 성장에 관심이 많은 사람들과 척추의 만곡으로 인하여 자세가 불안정한 사람들에게 관심을 받고 있으며, 뼈 성장판 자극 및 근육자극법으로 적당하다고 전문가들은 극찬을 하고 있다.

이에 저자들이 그간 연구해 온 근육 자극분야를 수기(手技)를 통해 할 수 있는 스포츠마사지와 족력(足力)을 통해 건강을 유지하는데 필요한 기술을 정리하여 활정술(活正術)을 새롭게 정립하였다. 그간 교정 및 바른체형, 근자극 활용 방법에 한층 더 업그레이드 된 기술을 알리고자 본서를 출판하게 되었고, 이를 위해 도움을 아끼지 않으신 진영사 사장님과 직원분들께 깊은 감사를 드리고자 한다.

2015. 7.

저자일동

목 차

제 1 편

스포츠마사지편

1. 스포츠마사지의 이해

스포츠마사지는 히포크라테스의 신체자극법의 활용과 더불어 인체의 자극이 순환계에 긍정적인 영향을 미친다고 조사한 독일의 모젠가일과 일본의 하시모토에 의해 발전되었고, 최근들어 미국의 다니엘 데이비드팔머가 창시한 카이로프랙틱을 접목하면서 새로운 마사지 기법과 자극에 대한 효과를 극대화하고 있다.

특히 스포츠마사지는 압박하기, 쓰다듬기, 마찰하기, 흔들기, 두드리기, 늘리기, 짜내기 등과 같은 자극방법을 근육부위별로 적용하여 피술자로 하여금 편안함과 피로 회복감을 줄 수 있는 형태로 바뀌어 가고 있다.

운동 전에 할 수 있는 자극법과 운동 중에 자극할 수 있는 방법 및 운동 후에 적용함으로써 용도에 알맞은 방법에 따라 그 효과는 천차만별이라고 할 수 있다.

1) 스포츠마사지의 실시목적

스포츠마사지는 운동 전·중·후에 발생될 수 있는 상해를 예방하는 것이 우선이며, 경기력향상을 위한 근육 피로도를 감소시키는 역할을 한다. 또한 지속적인 운동을 하기 위하여 근·골격을 보호하는 차원에서 실시하고 있다.

2) 스포츠마사지의 실시방법

스포츠마사지는 손으로 자극하는 방법, 도구를 활용하는 방법, 스스로 근육끼리 마찰시켜 활용하는 방법, 전동기계를 이용하는 방법과 같이 다양하게 실시할 수 있다.

3) 스포츠마사지의 순서

스포츠마사지는 심장에서 먼 곳부터 자극하여 심장에서 가까운 부분으로 이동하면서 실시하는 것이 심장의 부담을 줄이는 가장 좋은 방법이라고 할 수 있을 것이다.

따라서 마사지를 실시할 경우에는 "신체의 말초부터 중추로 자극하라" 라는 말처럼 손과 발, 복부, 머리를 자극한 후 맨 나중에 심장부위를 자극하면 되는 것이다.

4) 피술자의 자세

(1) 입위 : 서 있는 자세

입위는 체형을 관찰하거나 척추골의 변형 이상유무나 추간골 교정운동시의 자세로 적당하다.

(2) 정좌위 : 반듯하게 앉은 자세

정좌위 자세는 상체를 자극하고자 할 때 가장 많이 사용되어진다. 특히 머리 부분을 자극할 때 피술자가 취하는 자세이다.

(3) 앙와위 : 천정을 보고 누운 자세

앙와위 자세는 복부나 목 뒤부분을 자극할 때 피술자가 취하는 자세이다.

(4) 복와위 : 바닥에 배를 대고 엎드린 자세

복와위 자세는 어깨와 등쪽을 자극할 때 취하는 자세이며, 이때 머리를 옆으로 돌려서 엎드린다.

(5) 측와위 : 옆으로 누운 자세

측와위 자세는 체간 교정운동 또는 측부의 신전시에 많이 활용하는 자세이며, 이 때 목에는 수건을 2~3장 접어서 베개를 만들어 주고 무릎은 약간 구부리도록 한다.

5) 근육과 인대의 상해

우리가 흔히 알고 있는 근육의 찢어짐이나 파열 이완 등이 이에 속한다. 근육은 신체의 움직임에 중요한 역할을 하는 것만큼이나 보호역할도 하고 있어, 위급한 상황에서 신체로부터 훌륭한 구조역할을 요구받기도 한다. 근육세포는 위험한 순간 상당한 에너지를 받게 되며, 건강상태에 기인한 반응 속도를 결정한다. 그러나 일부 스포츠와 직업은 다른 근육들에 비해 특정한 근육의 발달을 촉진시켜 불균형에서 오는 부상을 발생시킨다.

심각한 근육부상은 철저한 휴식을 필요로 하며, 근육의 움직임을 조절하기 힘들 경우에는 '깁스(plaster cast)'로 고정할 수 있다. 비록 깁스가 근육의 움직임을 제한하는 데는 도움을 줄 수 있을지 모르지만, 부상부위가 다른 신체로부터 고립되는 현상을 발생시켜 상처에는 도움이 되지 못한다.

건강한 사람에게 있어 부상의 재발은 부적절한 운동의 선택에서 올 수 있어, 팀 운동의 경우 신체조건에 맞는 위치에서 조심스런 운동을 해야 한다. 마사지사가 상처치료에 대한 경험을 얻기 위해 종종 운동선수의 물리치료사로 활동하는 경우가 있다. 레저시설의 증가 그리고 스포츠와 건강에 대한 관심이 증대되면서 부상을 치료할 전문가의 수요가 증가될 것으로 예상된다.

6) 스포츠마사지와 활정술에 필요한 용어

(1) 신체운동의 용어

가) 인체의 면

① 정중면(median plane)

직립자세에서 인체를 좌우의 대칭으로 나누는 경우를 말하며 시상면이라고도 한다. 굴곡, 신전, 과신전의 기본 움직임이 발생한다.

② 관상면(coronal plan)

인체를 전후 수직면으로 나누는 경우를 말하며 전후면이라고 한다. 내전, 외전의 기본 움직임이 발생한다.

③ 수평면(horizontal plane)

인체를 상하로 나누는 경우를 말하며 횡단면이라고도 한다. 회전운동이 발생한다.

(2) 위치와 용어

내측(medial) : 정중면에 보다 가까운 쪽
외측(lateral) : 정중면에서 보다 먼 쪽
전(anterior) : 인체 앞면에 보다 가까운 쪽
후(posterior) : 인체 뒷면에 보다 가까운 쪽
상(superior) : 머리에 보다 가까운 쪽
하(inferior) : 발에 보다 가까운 쪽
근위(proximal) : 구간부에서 보다 가까운 쪽
원위(distal) : 구간부에서 보다 먼 쪽
내측(inside or internal) : 속이 빈 기관의 속 쪽

(3) 인체의 방향

위치를 나타내는 기본적인 용어
외측(outside of external) : 속이 빈 기관의 겉쪽
장측(palmar) : 손바닥 쪽
저측(planer) : 발바닥 쪽
배측(dorsal) : 손등 또는 발등 쪽

(4) 자세의 용어

앙와위 : 누운 자세
복와위 : 엎드린 자세
측와위 : 옆으로 누운 자세
좌　위 : 앉은 자세
입　위 : 서 있는 자세

(5) 관절운동의 용어

굴곡(Hesion) : 각을 이루며 굽히는 동작이며 관절의 각도가 작아진다.

신전(extension) : 굴곡의 반대운동으로 관절의 각도가 커지는 동작이며 완전한 신전은 180도에 가깝다.

내전(adduction) : 정중면으로 가까이 오는 운동

외전(abduction) : 정중면에서 신체의 일부분을 멀리하는 운동

회선(circumduction) : 굴곡, 신전, 내전, 외전의 기본동작의 연속운동으로 예를 들면, 팔, 다리나 신체의 일부로 원을 그리는 운동

회전(rotation) : 장축(long axis)을 축으로 하여 도는 운동

회내(pronation) : 손등이 안쪽으로 향하게 하는 운동

회의(supination) : 손바닥이 안쪽으로 향하게 하는 운동

하제(depination) : 아래로 내리는 운동

거상(elevation) : 위로 올리는 운동

전인(protraction) : 앞으로 내미는 운동

2. 스포츠마사지를 위한 근육의 이해

스포츠 마사지를 실시하기 위하여 기초적인 근육부위의 용어를 이해하고 근육의 기능적인 측면에 대하여 인식할 필요가 있다.

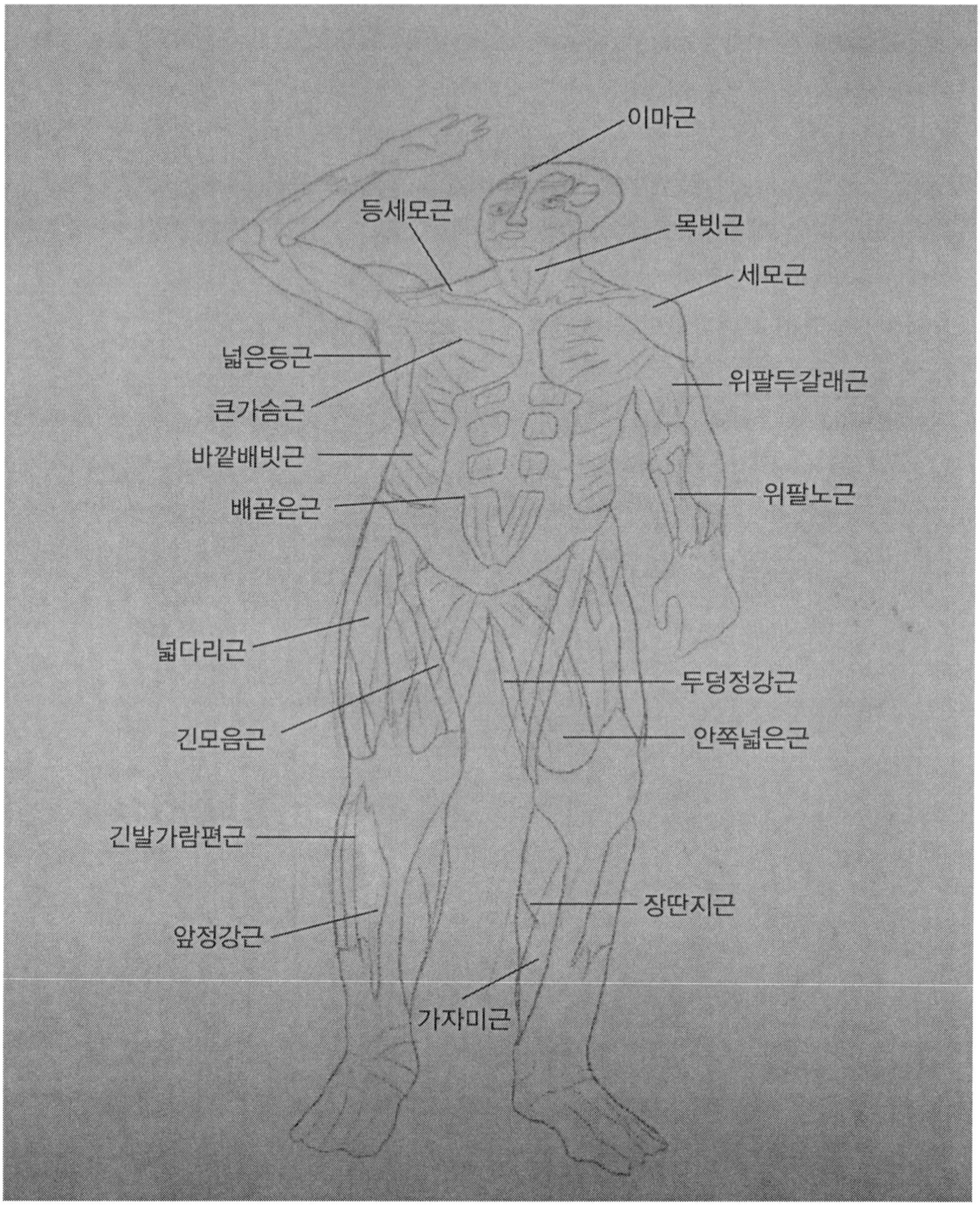

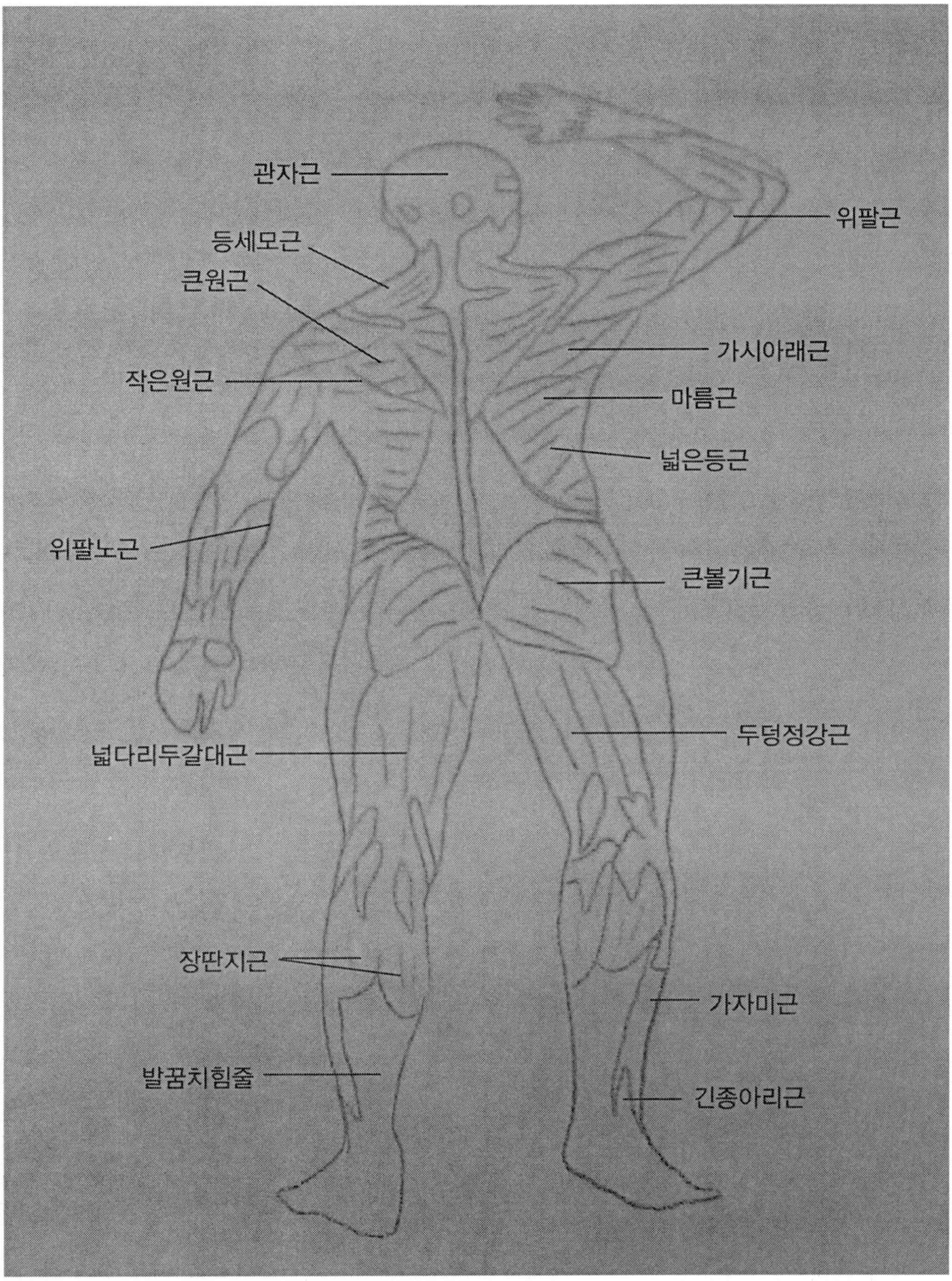
관자근
위팔근
등세모근
큰원근
가시아래근
작은원근
마름근
넓은등근
위팔노근
큰볼기근
두덩정강근
넓다리두갈대근
장딴지근
가자미근
발꿈치힘줄
긴종아리근

〈그림 1〉 인체골격 내역

3. 스포츠마사지의 적용

1) 좌위에서 실시하는 마사지

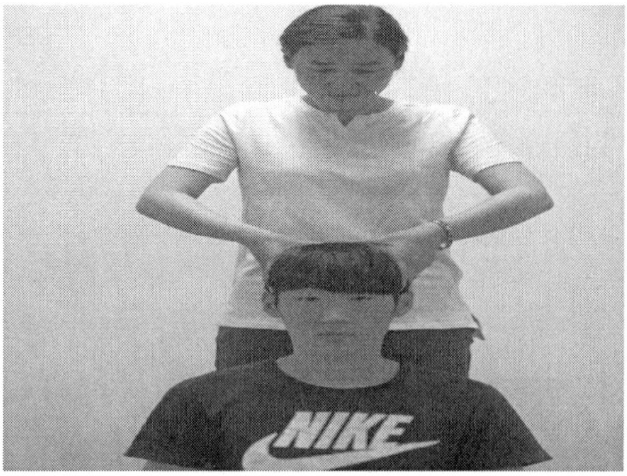

▶ 머리 중앙 눌러주기

피술자는 정좌위 자세를 취하고, 시술자는 서서 피술자의 머리 가장자리(백회혈)를 양손의 엄지손가락으로 누르면서 자극을 한다.

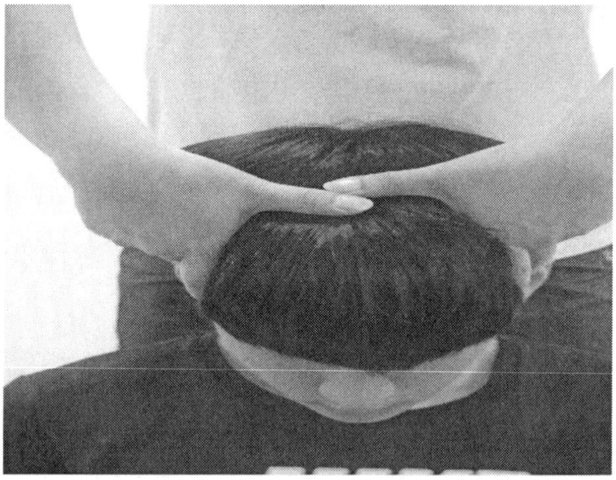

머리 마사지는 강하게 한번, 약하게 한번씩 번갈아 가면서 자극을 하도록 한다. 두 손이 나란히 동시에 자극을 줄 때는 약(弱)자극이 된다.

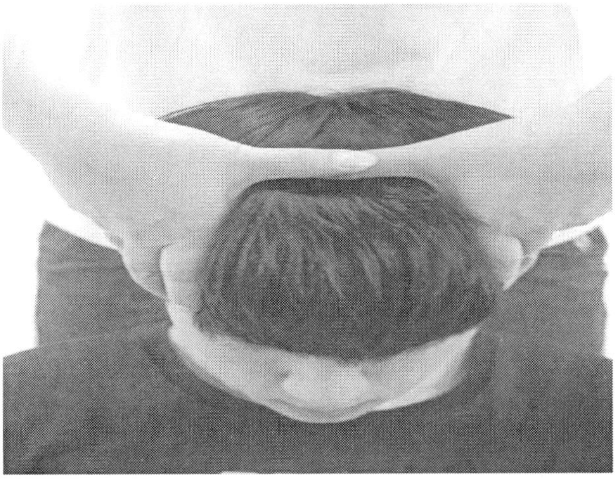

두 손을 겹쳐서 누를 때는 강(强)자극이 된다.

강자극과 약자극은 이마에서 뒷머리 쪽으로 이동하면서 자극을 하도록 한다.

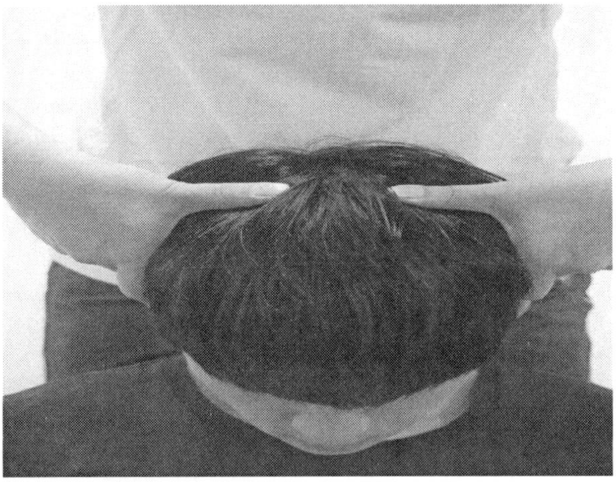

▶ 머리 모지 마찰법

머리 중앙에서 엄지손가락이 양쪽 귀볼 쪽으로 누르면서 이동하도록 한다. 이때 엄지손가락은 강하게 두피에 대고 자극한다.

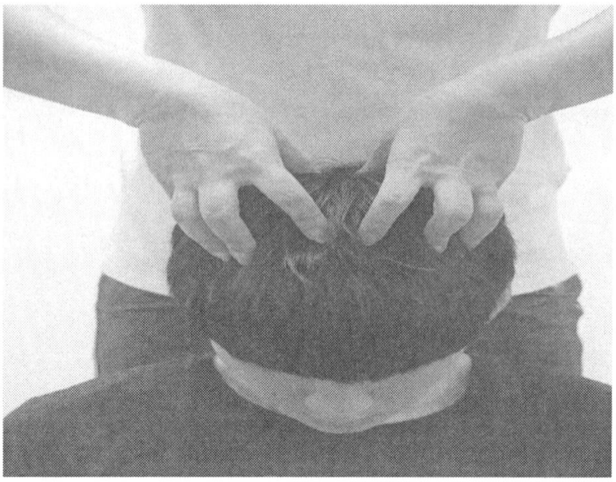

▶ 머리 손가락 자극법

일명 지첨법이라고도 한다. 손가락을 세워서 천천히 누르면서 자극을 하다가 손가락을 고정하여 돌린 후 손에서 힘을 빼는 동작을 반복하도록 한다.

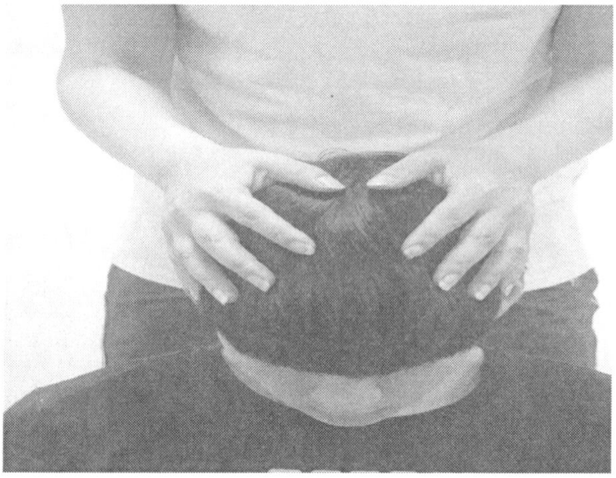

▶ 머리 쓰다듬기

손가락으로 머릿결에 따라 가볍게 쓰다듬는다. 머리 위 중앙에서 아래로 내리면서 가볍게 자극을 하면 된다.

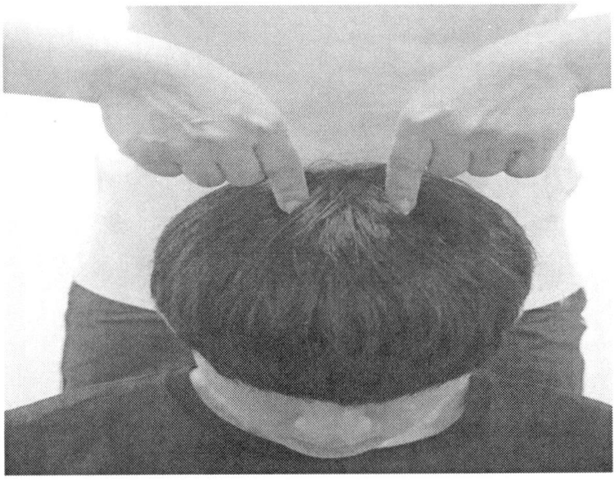

▶ 머리 두드리기

머리를 가볍게 손가락으로 두드리는 방법을 고타법이라고 한다. 손가락 하나로 자극을 주는 것을 일지타라고 부른다.

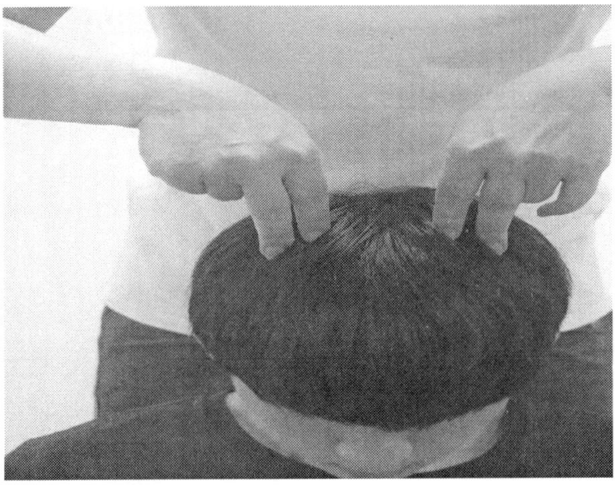

손가락 두 개로 가볍게 머리를 두드리는 것을 이지타 고타법이라고 한다.

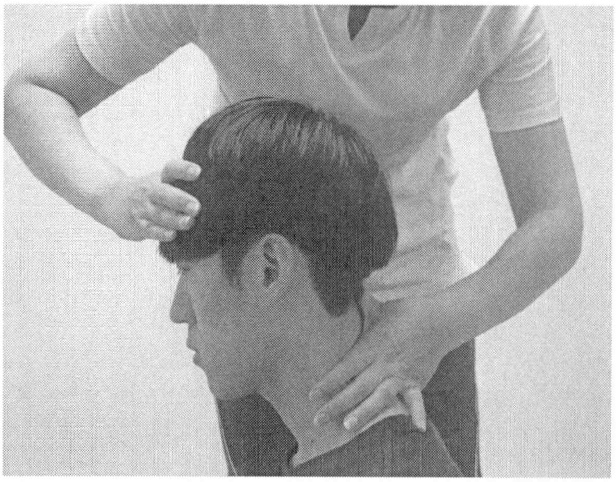

▶ **머리 뒷부분 압박**

한 손은 이마에 대고 다른 쪽 손의 엄지 손가락은 뒷머리 가운데(아문혈, 풍문혈, 풍지혈) 주변에 대고 자극한다.

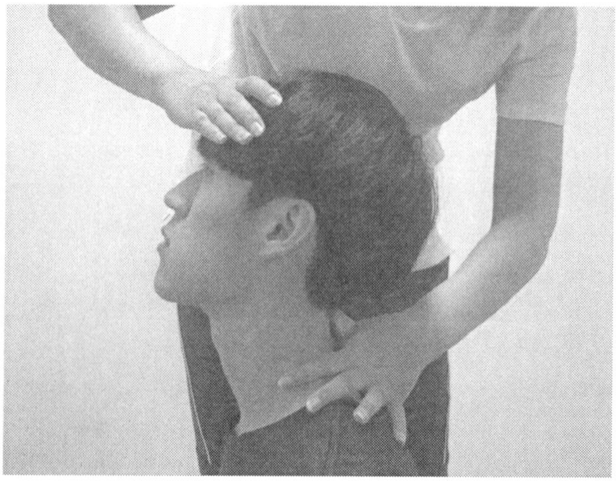

이마를 뒤로 밀어서 자극하는 방법이다.

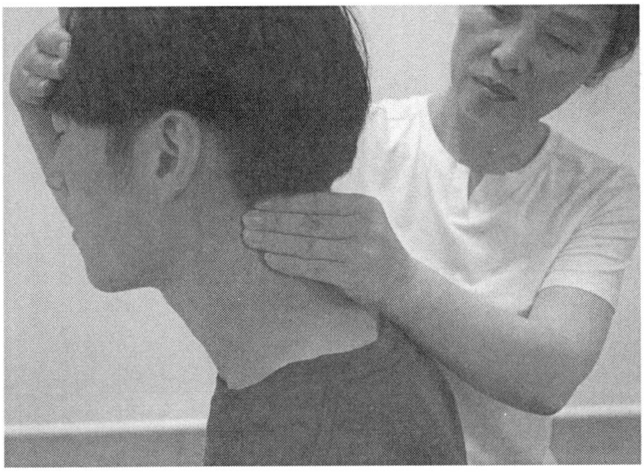

▶ 경추 자극법

시술자의 한손은 피술자의 이마에 대고 다른 한손은 경추 목 근육에 댄 후 머리를 위쪽으로 들어 올린다.

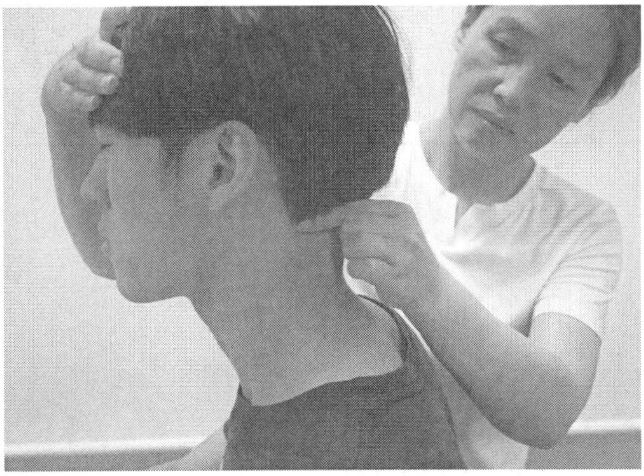

▶ 경추 양지 이완법

시술자의 한손은 피술자의 이마에 대고 다른 한 손은 엄지와 검지를 벌려 경추 목 근육에 댄 후 머리를 뒤쪽으로 밀어 자극을 준다.

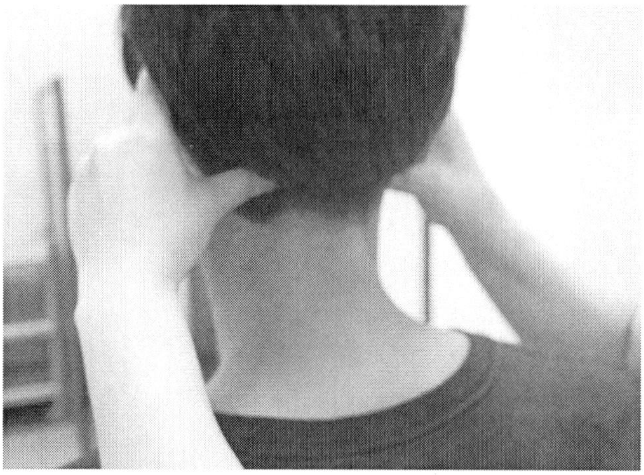

▶ 두개모지 지첨법

시술자는 피술자의 머리 뒤쪽에서 양쪽 엄지손가락으로 돌리면서 압박을 한다.

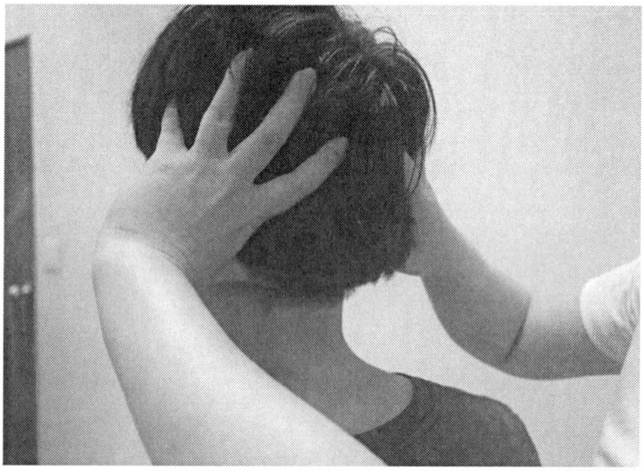

▶ 두개골 흔들어주기

시술자는 피술자의 머리 뒤쪽에서 양쪽 엄지손가락으로 아래쪽 머리에 대고 나머지 손가락은 두개골을 받쳐 들어 머리를 흔들어 준다.

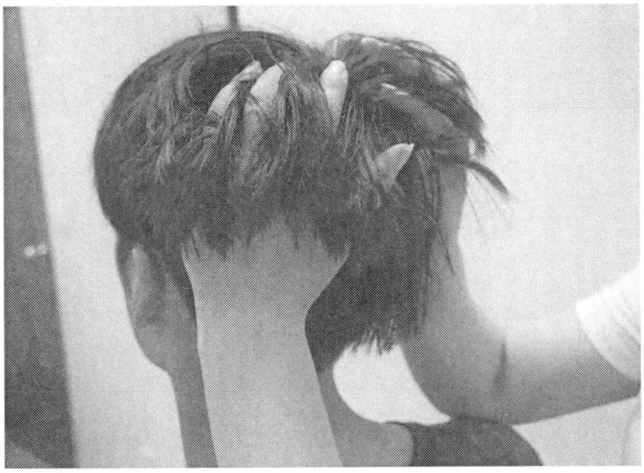

▶ 머리카락 자극법

피술자의 머리카락 속에 손가락을 빗 모양으로 만들어 아래에서 위쪽으로 올리면서 머리를 잡았다 놓는 것을 반복하면서 자극한다.

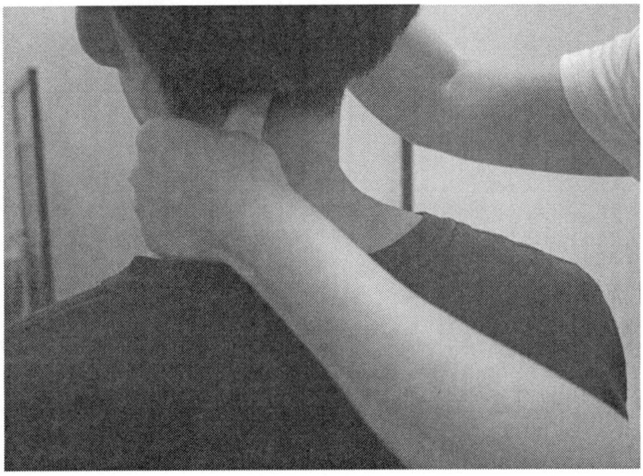

▶ 아문혈 압박 지속법

시술자는 피술자의 머리 뒤쪽 중앙 깊속히 들어간 곳을 누르면서 자극한다.

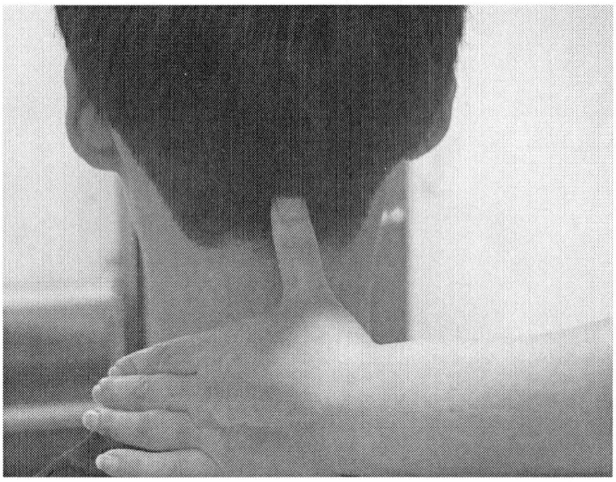

뒤쪽에서 보았을 때 엄지손가락의 위치이다.

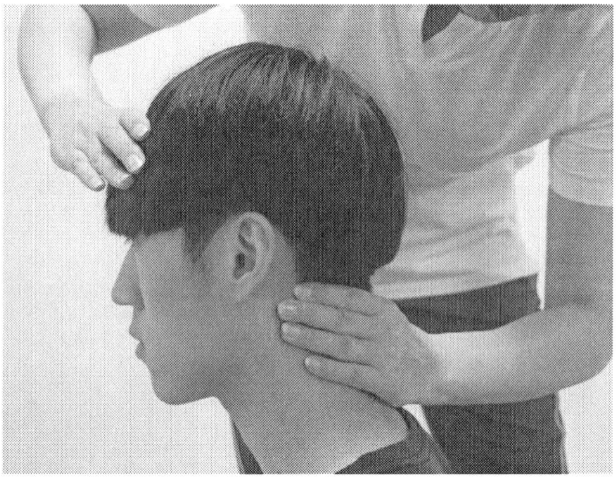

측면에서 보았을 때 시술자의 손의 위치이다.

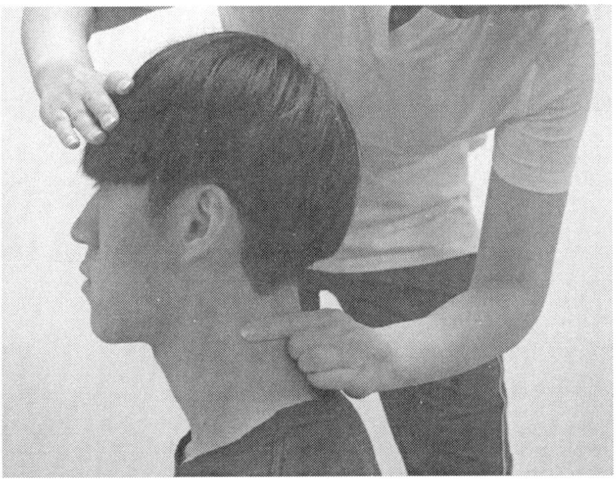

▶ 경추 짜주기

한손은 이마에 대고 다른 손은 엄지와 검지손가락을 벌려서 경추 주변에 대고 유념법으로 자극을 한다.

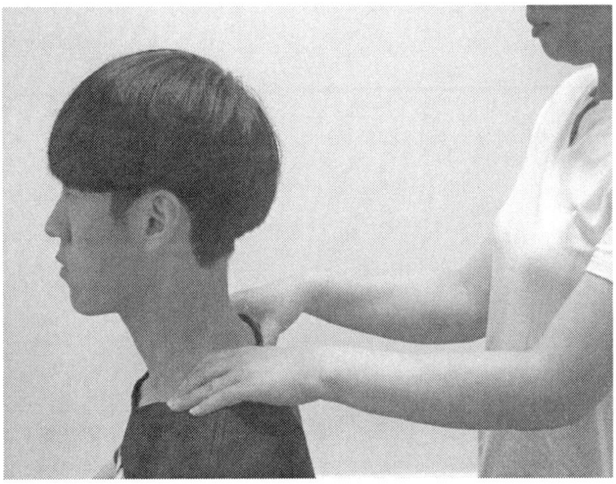

▶ 어깨근육 주무르기

일명 승모근 유념법이라고 한다. 엄지손가락으로 어깨 뒤쪽 근육을 누르면서 주무르는 방법이다.

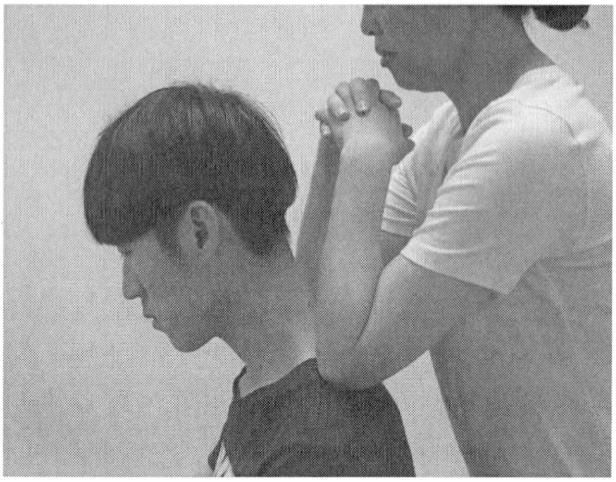

근육량이 많은 운동선수들과 심하게 근육이 뭉쳤을 경우 시술자의 팔꿈치로 눌러 자극하는 방법이다.

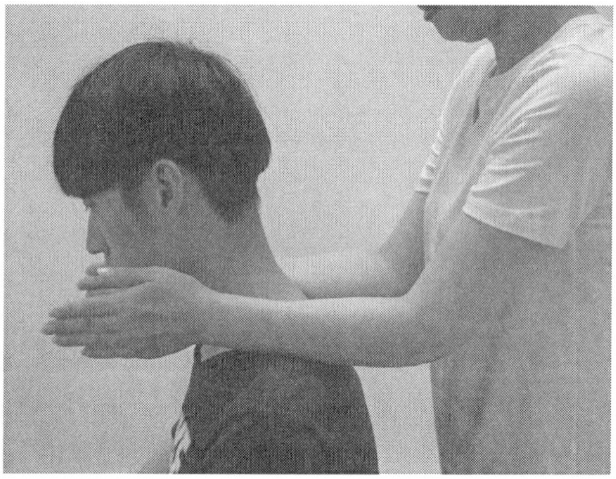

강하게 누른 어깨근육을 마무리 할 경우에 하박(팔꿈치 아래부분)을 유동시키면서 자극하는 방법을 말한다.

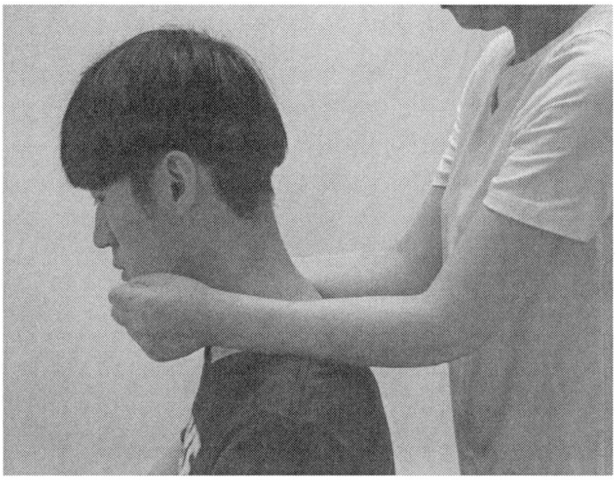

양 주먹을 가볍게 쥐고 어깨 아래쪽으로 체중을 실어 누르는 압박법이다.

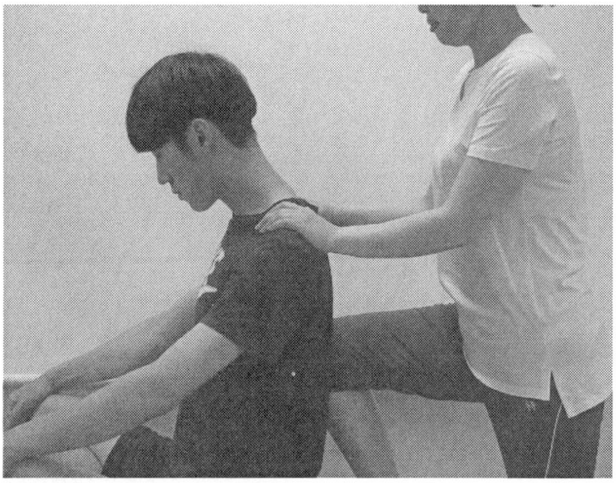

▶ 무릎대고 흉추누르기

양손으로 어깨를 잡고 시술자의 무릎을 접어 피술자의 흉추(척추)에 대고 뒤로 당기는 압박법이다.

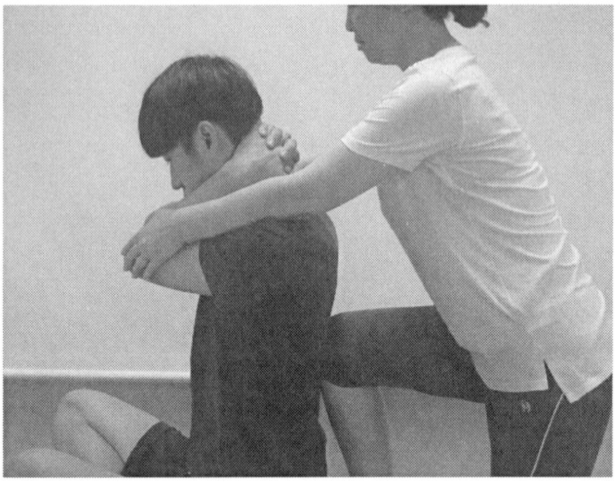

피술자의 팔을 목에 걸어 깍지를 끼고, 시술자는 무릎을 등에 대고 양팔꿈치를 잡은 후 가볍게 뒤로 제친다.

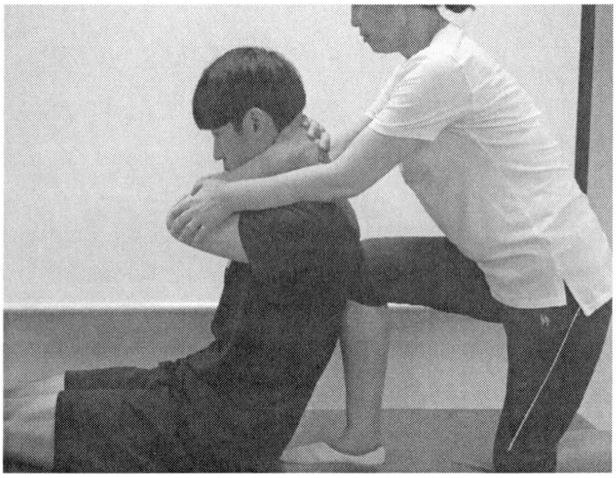

흉추를 교정할 시에 활용하는 방법으로 피술자의 목을 앞으로 숙이게 한 후, 시술자는 무릎을 등에 대고 팔꿈치를 잡아 뒤로 당기면서 위로 올려 강하게 자극을 준다.

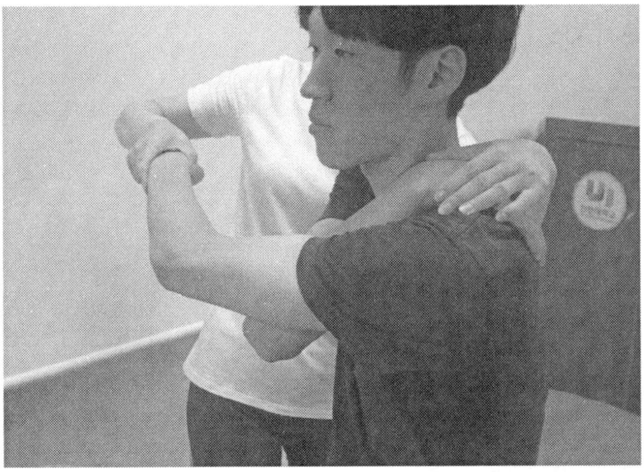

▶ 어깨고정 당겨주기

시술자는 피술자의 팔을 접어 반대쪽 어깨에 고정하고, 나머지 한손을 잡아 당기면서 등근육을 신전시킨다.

2) 앙와위자세에서 실시하는 마사지

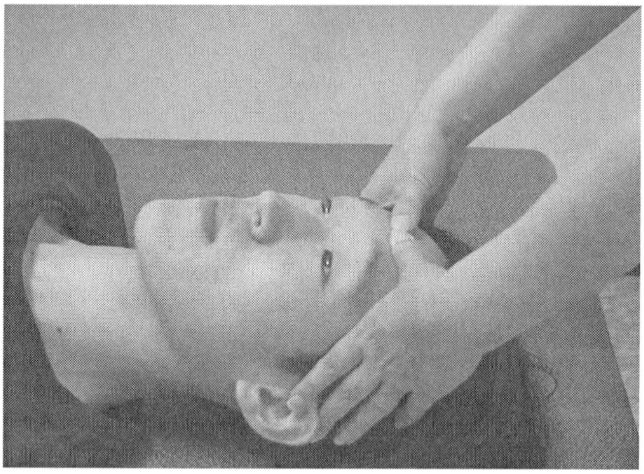

▶ 이마 자극법(페이스마사지 기초)

양손 엄지로 이마의 가운데 부분에서 양쪽으로 밀면서 가볍게 자극한다.

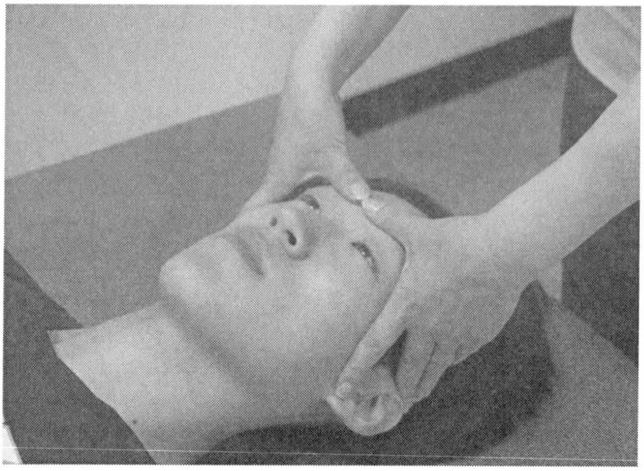

▶ 눈썹 누르기(미간자극법)

눈썹에 엄지손가락을 대고 손톱으로 자극을 주면서 옆으로 이동하며 자극한다.

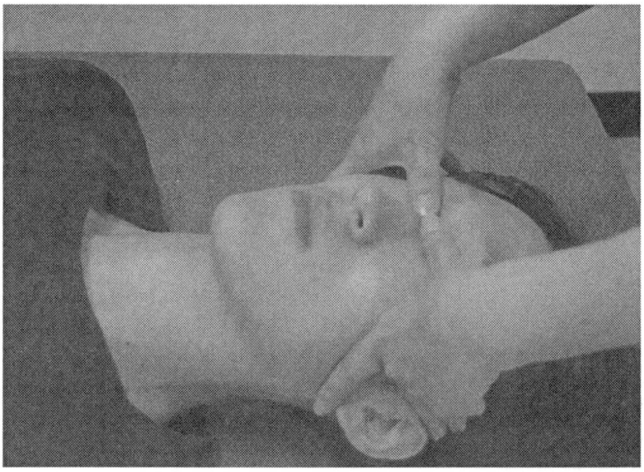

▶ 눈 셀프마사지(안구자극법)

시술자가 피술자의 감은 눈 위에 엄지손가락을 대면 피술자는 눈알을 돌리면서 자극을 주도록 한다.(콘택트렌즈를 착용한 사람은 제거 후 실시하도록 한다.)

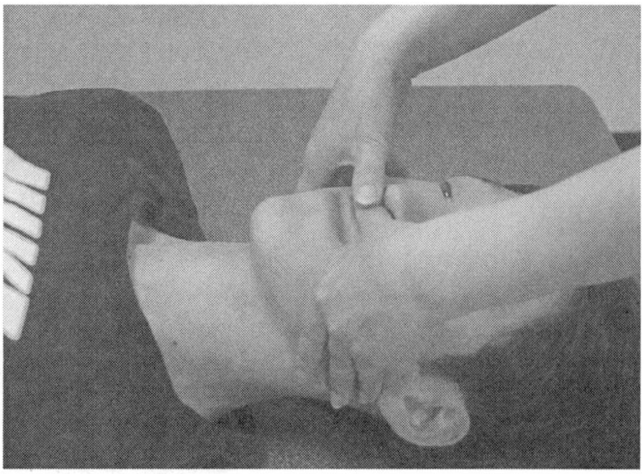

▶ 인중 마사지

코와 입술의 중간부분에 엄지손가락을 겹쳐서 누른다. 상악골을 따라 악관절 쪽으로 이동하면서 엄지손가락 끝으로 자극을 주도록 한다.

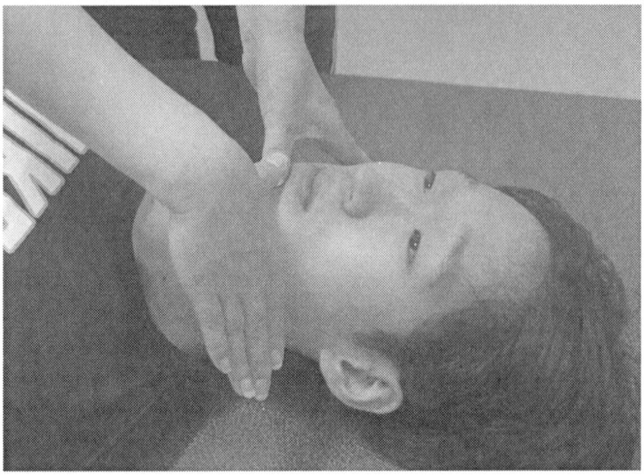

▶ 아래턱(승장마사지)

아랫입술과 턱 사이를 양 엄지손가락으로 강하게 누른다. 하악골을 자극하는 방법으로 널리 사용된다.

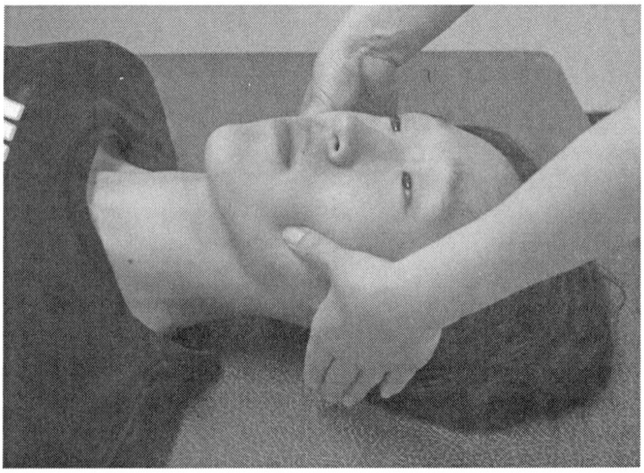

▶ 악관절 풀어주기

상악골과 하악골을 연결해 주는 악관절을 엄지 손가락으로 눌러 뭉친 근육을 풀어주도록 한다.

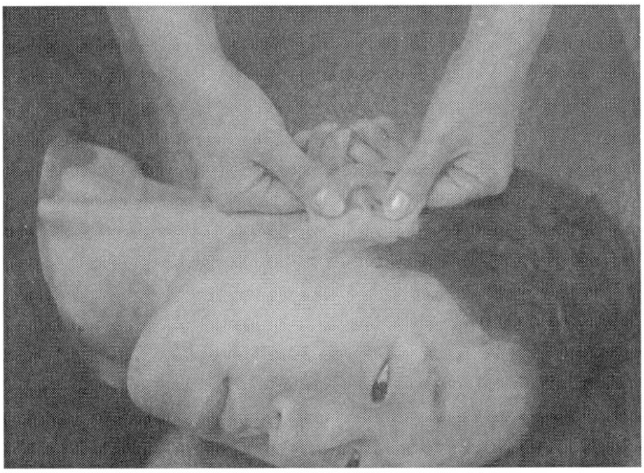

▶ **귀볼 자극법(이소골마사지)**

귀를 두손으로 잡고 엄지 손가락으로 누르다가 동시에 두손으로 잡아당기면서 교정을 한다.

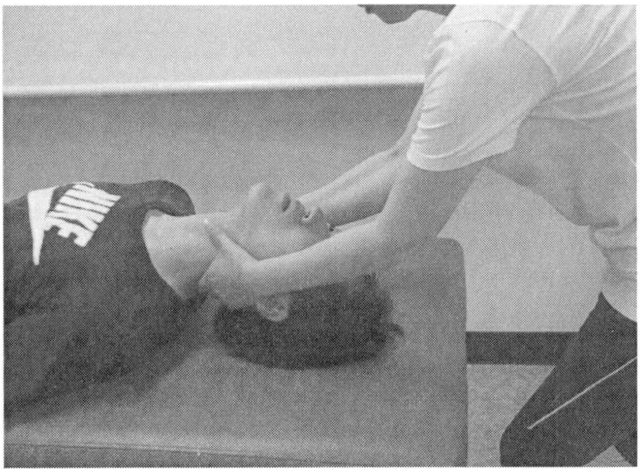

▶ **목근육 늘리기(경추신전법)**

피술자는 앙와위자세로 침대에 눕고 시술자는 양손으로 경추 근육을 잡아당기면서 자극을 준다.

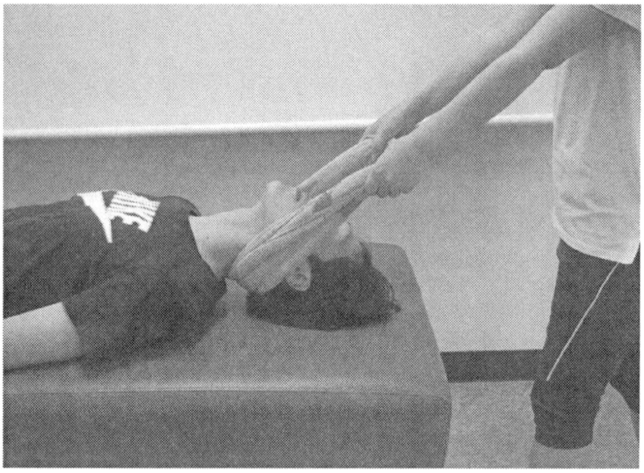

▶ 목 근육 늘리기(경추신전법)

경추를 많이 신전시키려고 할 경우 수건을 접어 목에 대고 가볍게 당기면서 근육을 늘리도록 한다.

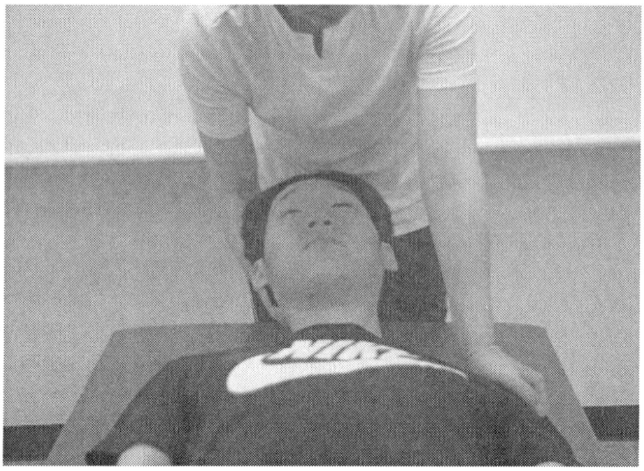

▶ 머리들어 올리기(경추상향신전법)

한손으로 견관절을 고정시키고, 다른 한손으로 후두부에 손을 대고 들어 올리면서 근육을 늘리도록 한다.

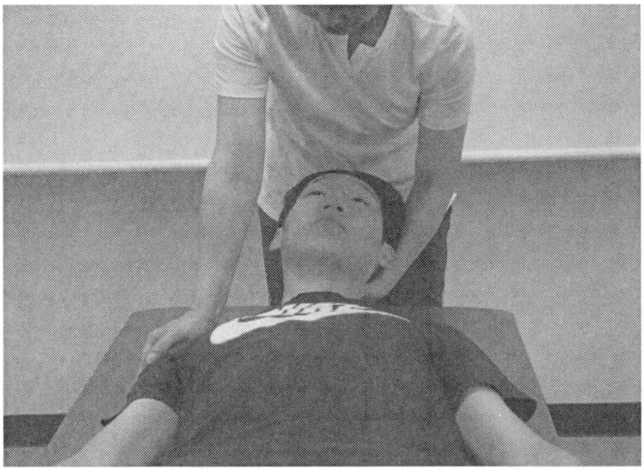

▶ 머리잡고 당기기

한손으로 견관절을 고정하고, 다른 손으로 목덜미를 잡아당기면서 신전을 시킨다.

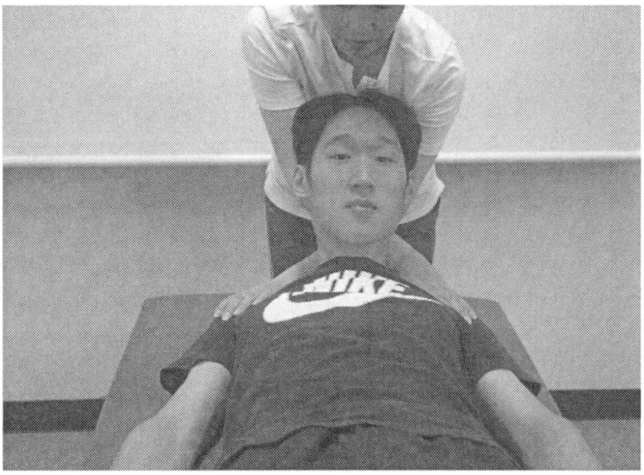

시술자는 양손을 교차한 후 손끝을 견봉에 대고 교차한 팔을 들어(이때 시술자는 상체를 피술자쪽으로 밀어줌) 목 근육을 신전시킨다.

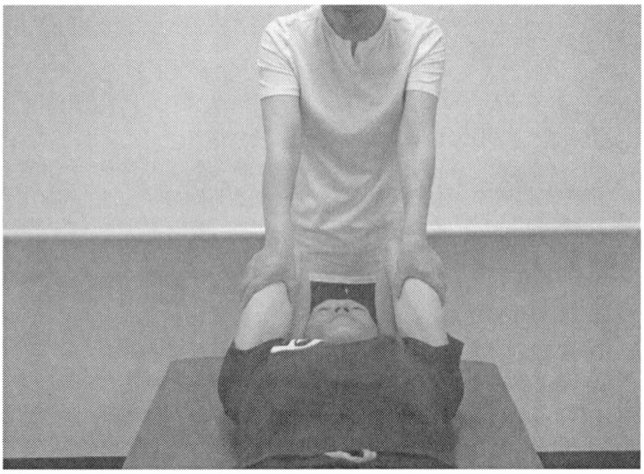

▶ 팔꿈치 접어 흉곽 이완시키기

피술자의 양손을 어깨뒤로 접어 등에 고정을 한 후 시술자의 체중을 이용하여 이완시키도록 한다.

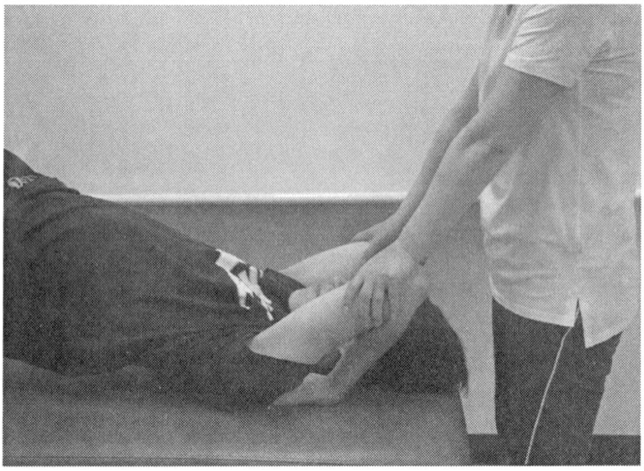

좀더 강한 이완을 위해 피술자는 배를 들어주고 시술자는 피술자의 팔을 고정한 후 피술자의 배를 내리게 하면서 신전하도록 한다.

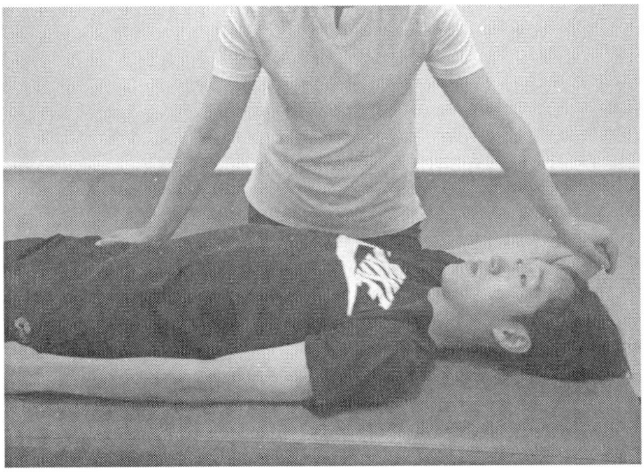

▶ 한손 팔접어 신전하기(골반대고팔늘리기)

시술자의 한손은 골반에 고정하고, 다른손은 접은 팔꿈치에 손을 대고 체중을 실어 늘리는 신전법이다.

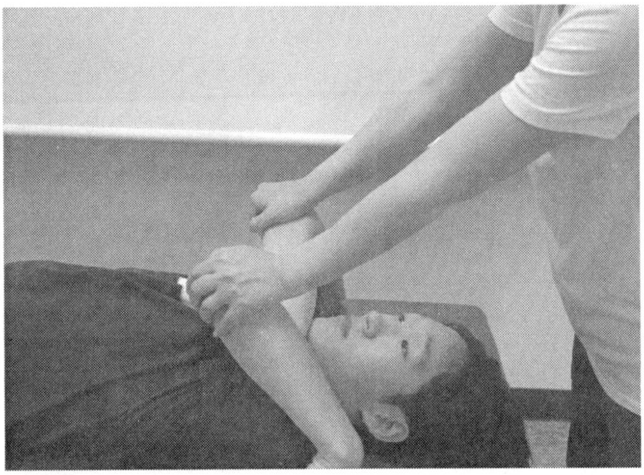

▶ 팔접어 교차 누르기

시술자는 양손으로 피술자의 팔꿈치를 잡고 바깥쪽(즉, 양옆쪽)으로 당기며 압박한다.

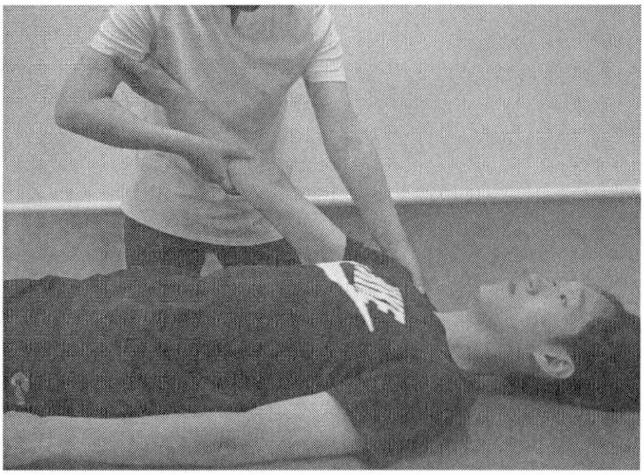

▶ 어깨관절 회전하기

피술자에게 시술자의 상완을 살짝 잡게 한 후 시술자는 한손으로 피술자의 팔꿈치를 잡고, 다른 한손으로는 어깨를 잡아 회전시키면서 어깨관절을 이완시킨다.

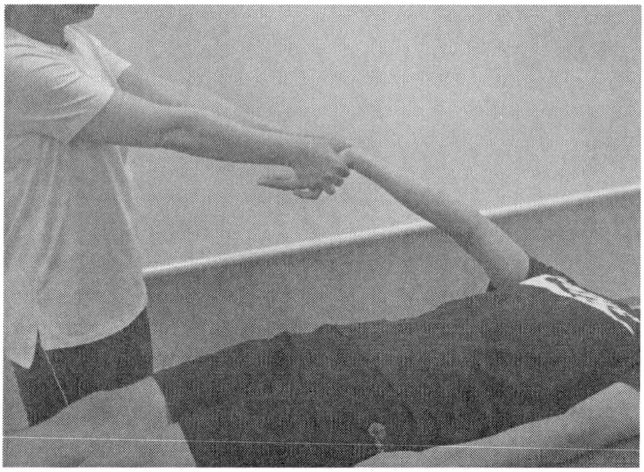

▶ 손바닥 누르기

피술자의 손바닥을 엄지손으로 누르면서 압박하도록 한다. 이때 팔을 쭉 펴서 실시하면 자극이 한층 강해질 수 있다.

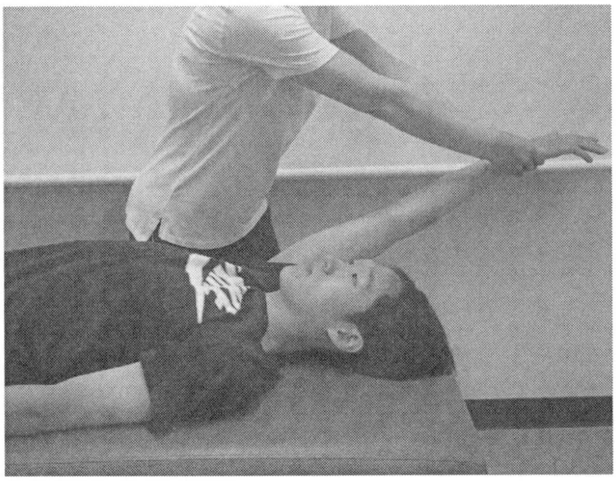

▶ 팔잡고 어깨늘리기

시술자는 양손으로 피술자의 한 손목을 잡고 머리 위쪽으로 당기면서 신전을 한다.

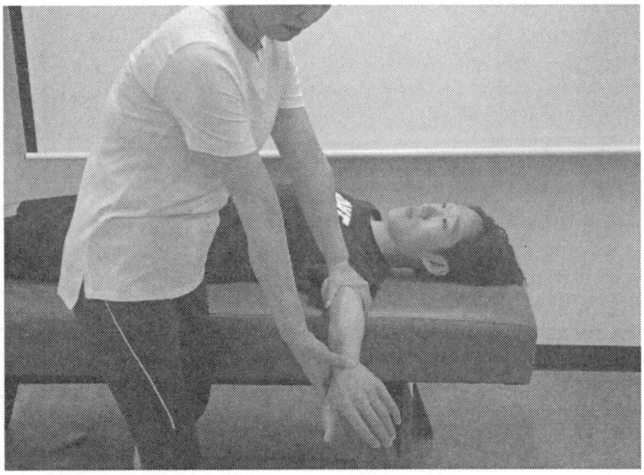

한손으로 손목을 잡고 비틀고, 다른 손으로 팔꿈치를 누르면서 옆으로 당겨 손목, 주관절, 어깨관절을 이완시킨다.

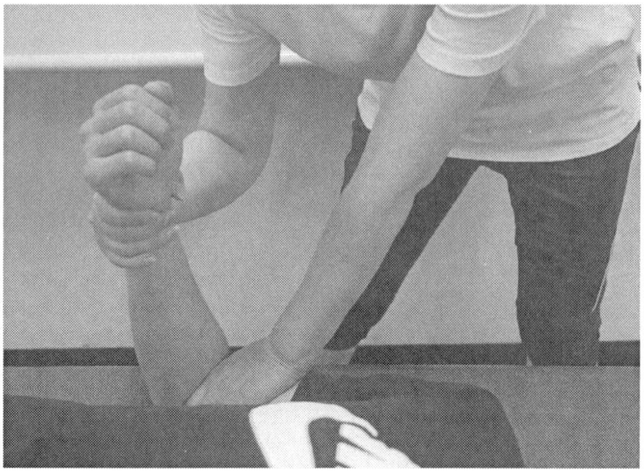

▶ 팔꿈치 돌리기

한손으로 팔꿈치 위 부분을 고정하고, 다른 한손으로 손목을 잡고 회전을 시키면서 주관절을 자극한다.

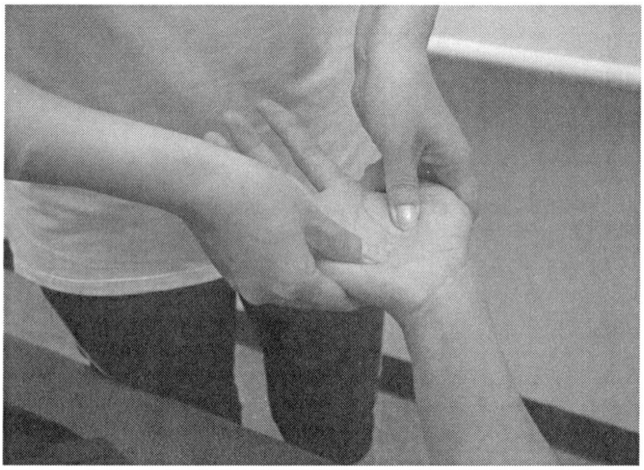

▶ 손바닥 자극법

엄지손가락으로 피술자의 손바닥을 누르고, 미끄러지듯이 자극한다.

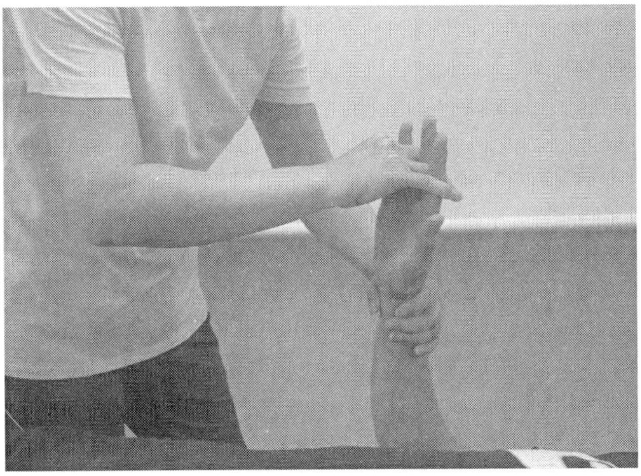

▶ 손가락 이완

한손으로 손목을 잡고, 다른 한손으로 피술자의 손가락에 시술자의 손가락을 넣어 좌우로 흔들어 준다.

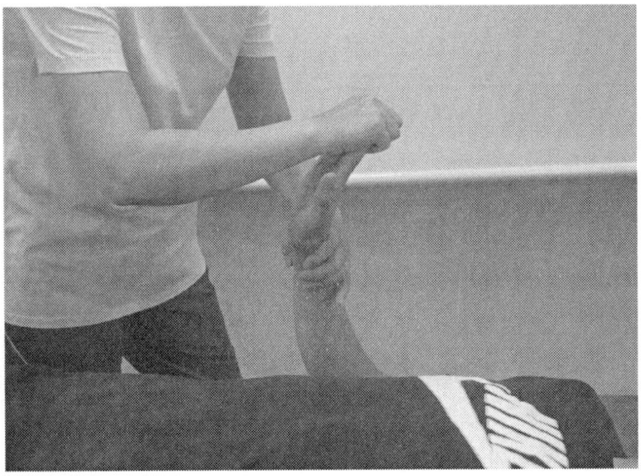

▶ 손가락 모두 압박

한손으로 손목을 잡고, 다른 한손으로 피술자의 손가락을 모아 잡은 후 뒤로 제쳐 신전시킨다.

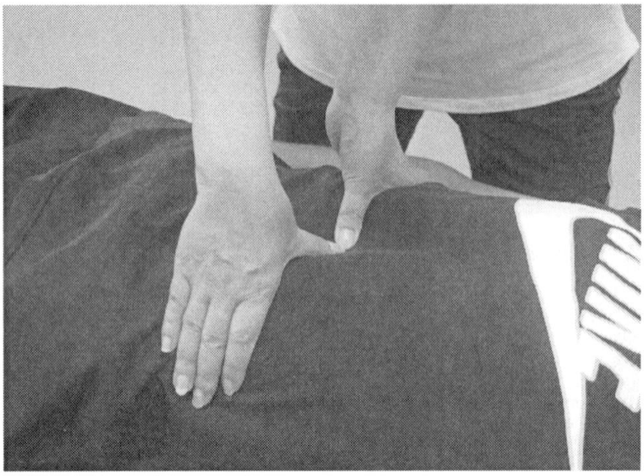

▶ 명치 누르기(명치압박법)

시술자는 양 엄지손가락으로 명치를 압박하여 내장기관의 활동을 자극한다.

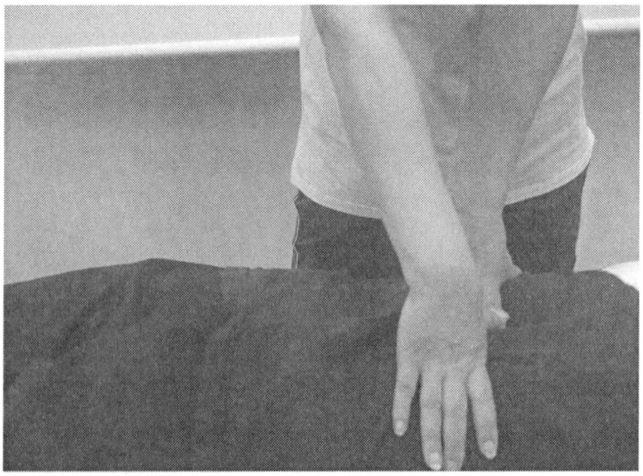

압박할 때는 시술자는 팔이 굽어지지 않도록 한 후 체중을 실어 자극을 주도록 하며 피술자의 얼굴을 살피며 자극한다.

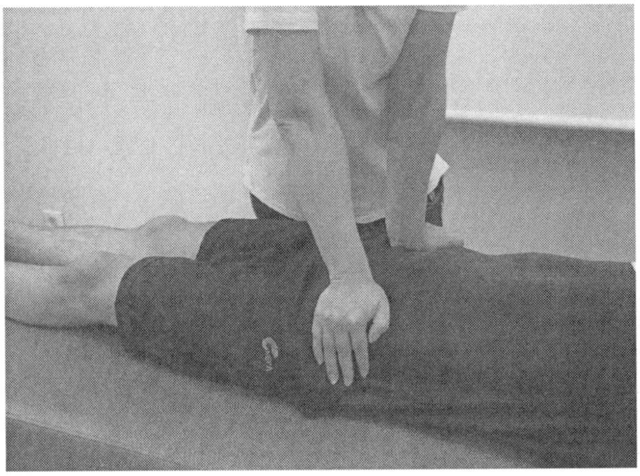

▶ 다리 내림근육 자극하기

시술자는 피술자의 대퇴근(다리내림근)에 양손바닥을 대고 체중으로 누른다.

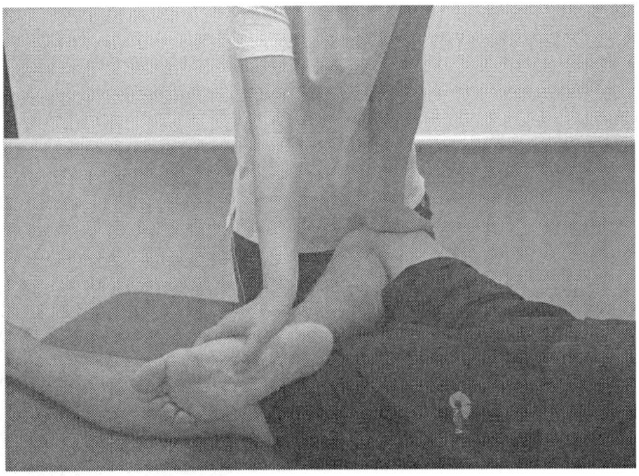

▶ 발목고정 무릎대 누르기

피술자의 한쪽 다리를 안쪽으로 접어 반대쪽 다리위에 올린 후 한손으로 발목을 고정한 후 다른 한손으로는 접은 무릎을 누르면서 자극한다.

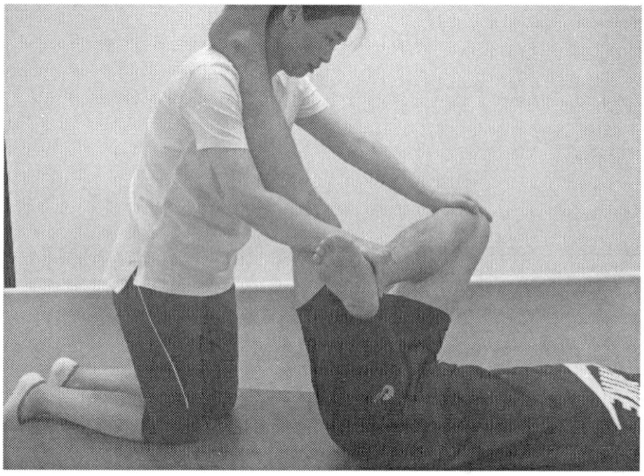

▶ **다리 어깨 걸어 신전하기**

피술자의 다리를 안쪽으로 접어 반대쪽 다리에 걸친 후 뻗은 다리를 시술자의 어깨에 대고 들어준다. 다리 뒷근육 신전하기 방법이다.

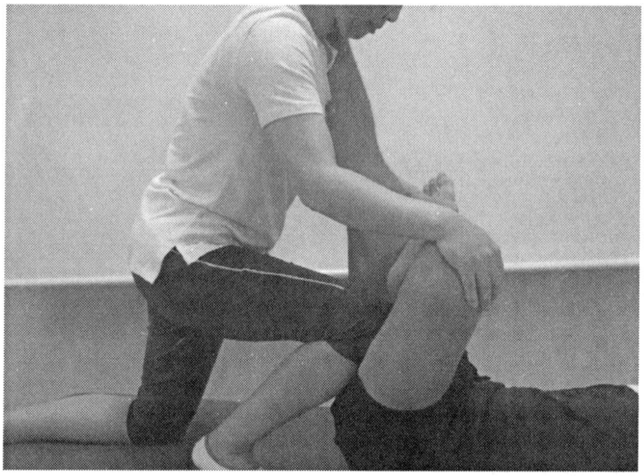

피술자의 뻗은 다리를 시술자의 어깨에 댄 후 한 쪽 무릎을 이용하여 피술자의 접은 다리 뒷부분을 무릎으로 눌러 자극한다.

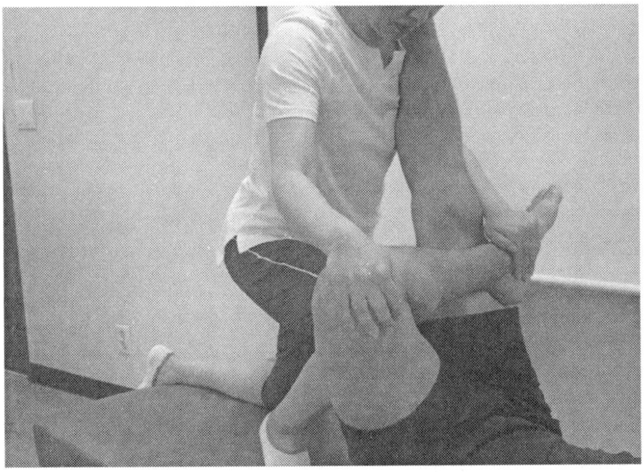

이때 피술자의 접힌 무릎이 풀리지 않도록 시술자의 손으로 고정하는 것이 중요하다.

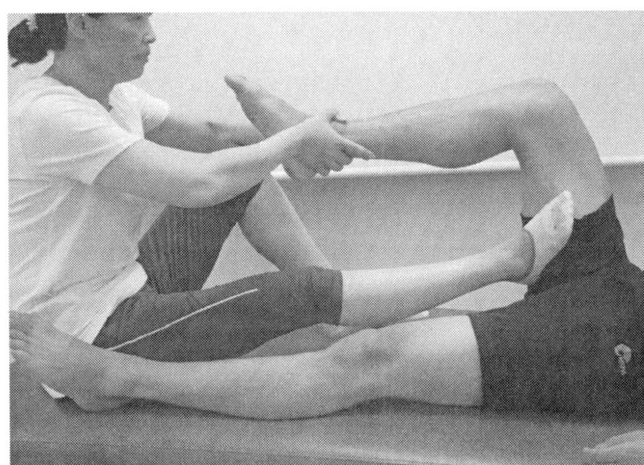

▶ 다리당겨 자극하기

피술자의 한쪽다리의 발목을 양손으로 잡고 피술자의 접은 다리 뒷부분에 시술자의 발바닥을 댄다.

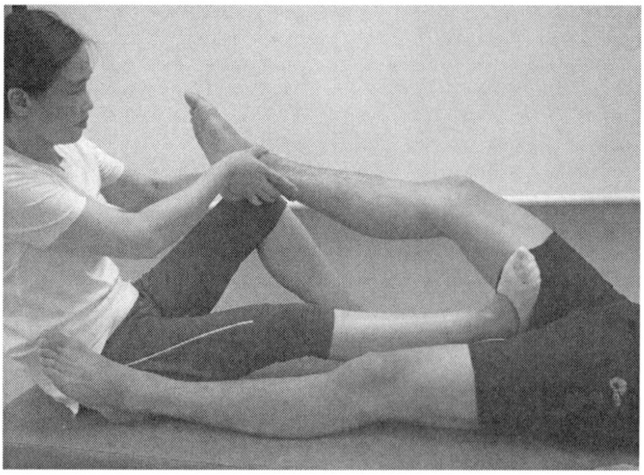

양손으로 가볍게 발목을 당기면서 자극을 한다. 이때 시술자의 체중을 뒤쪽으로 제치면서 자극하면 효과적이다.

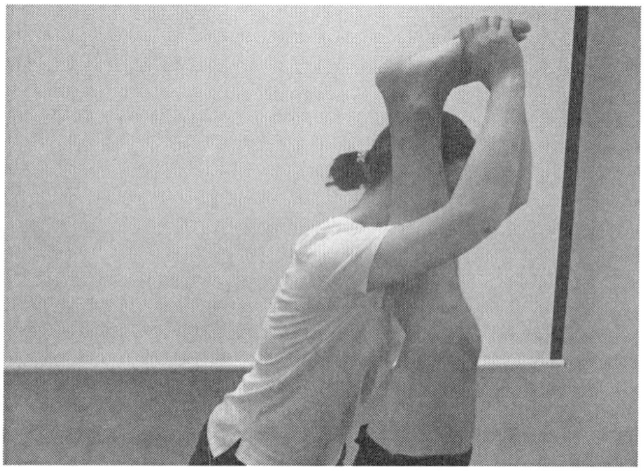

▶ 다리 펴서 앞꿈치 당기기

피술자의 다리를 펴서 올린 후 양손으로 발바닥 앞쪽을 잡고 당기면서 다리 뒤부분을 신전시킨다.

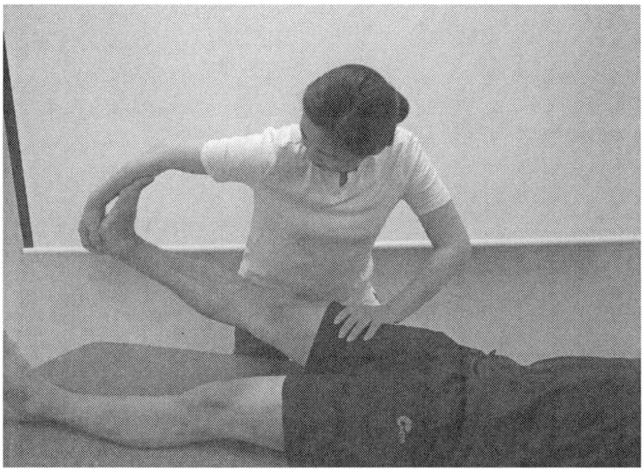

▶ 아킬레스건 이완법

피술자의 다리를 편 후, 시술자는 피술자의 무릎위쪽을 한손으로 고정한 후 다른 한손으로 피술자의 후종골과 발바닥에 하박(팔아래쪽)을 대고 체중을 이용하여 신전시킨다.

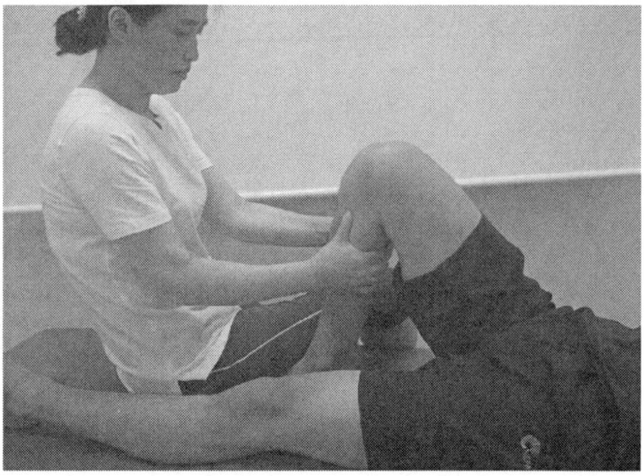

▶ 종아리 자극하기

피술자의 다리를 접은 후 시술자는 양손으로 종아리부분을 양쪽으로 나누면서 자극한다.

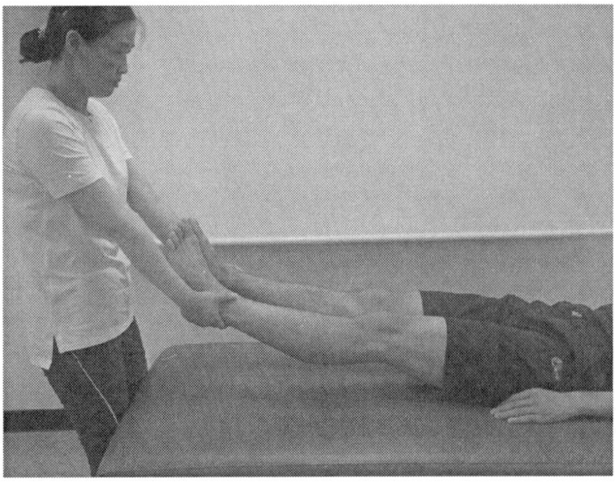

▶ 다리 당겨 신전하기

시술자는 피술자의 양쪽 발목을 잡고 당긴다.

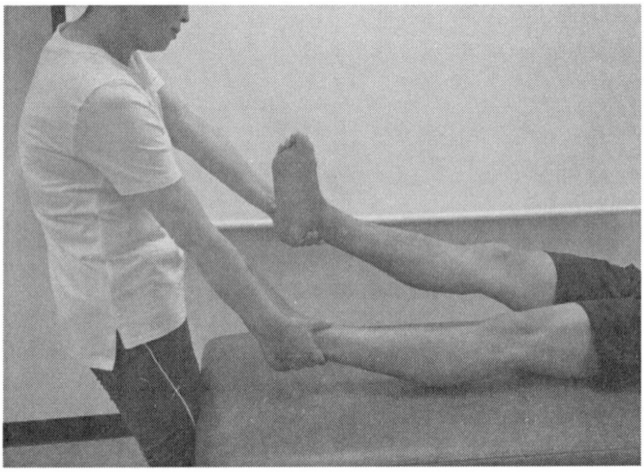

시술자는 피술자의 발목을 위아래로 교차하면서 흔들어 준다.

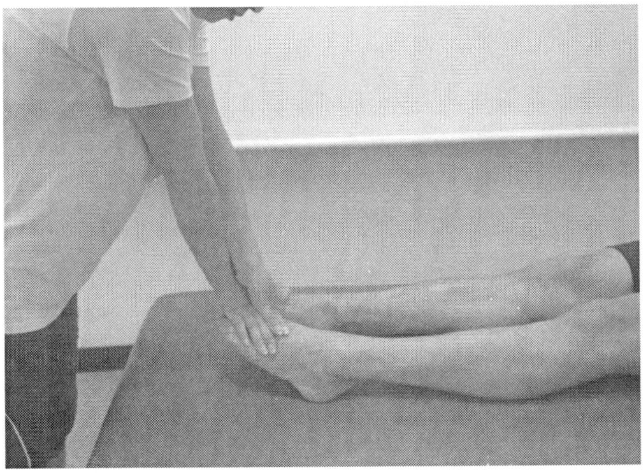

▶ 발가락 모아 누르기

시술자는 피술자의 발을 모아 손을 서로 교차시킨 후 누른다.

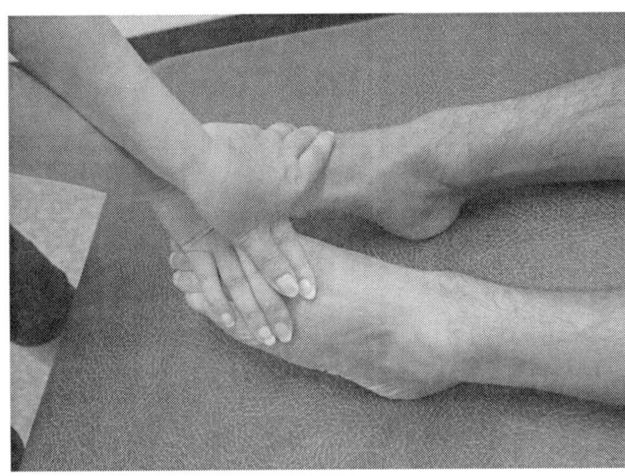

이때 피술자의 뒤꿈치가 축이 되도록 한 후 지속하도록 한다.

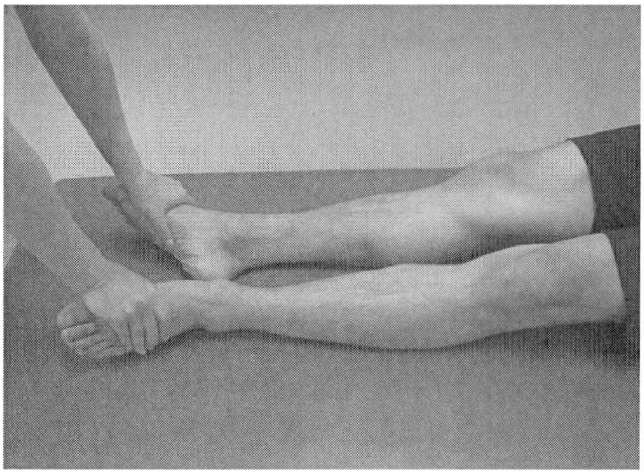

▶ 다리 외전 압박법

피술자의 다리를 편 후 뒤꿈치를 붙인다.

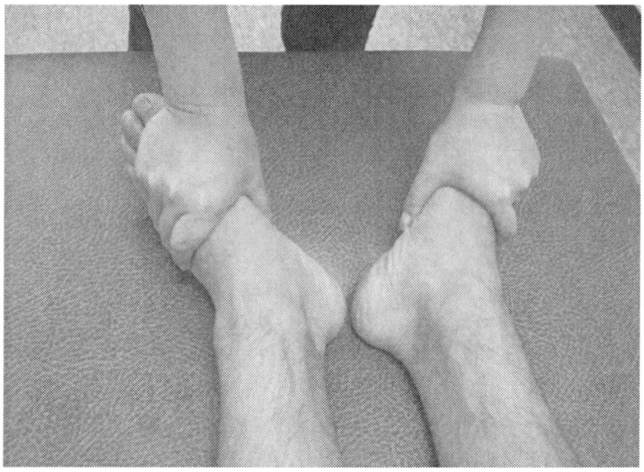

피술자의 발을 잡고 엄지발가락을 바깥쪽으로 밀어 자극한다.

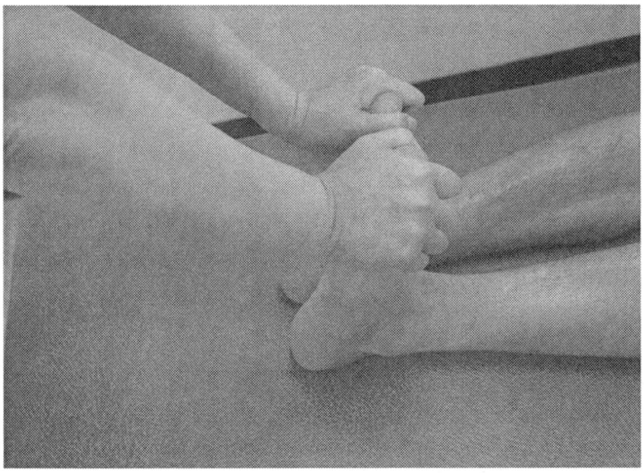

▶ 발가락 굴곡

피술자의 발가락을 양손으로 모아 잡고 피술자의 복부쪽으로 접어서 굴곡한다.

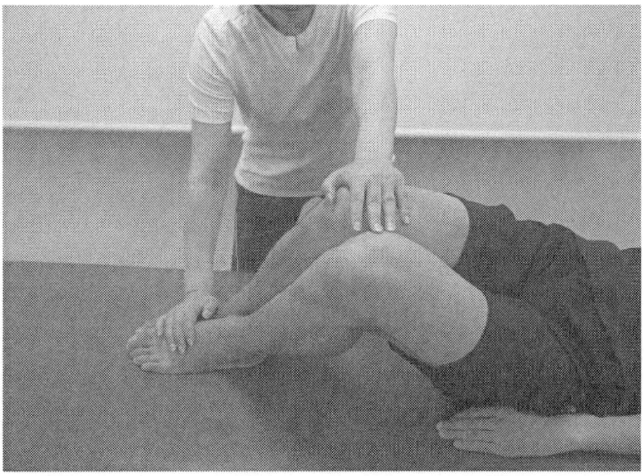

▶ 다리 모아 옆밀기

피술자의 다리를 모아 세우고 한손으로 발바닥을 고정한 후 다른 한손으로 두 무릎을 옆으로 밀면서 신전시킨다.

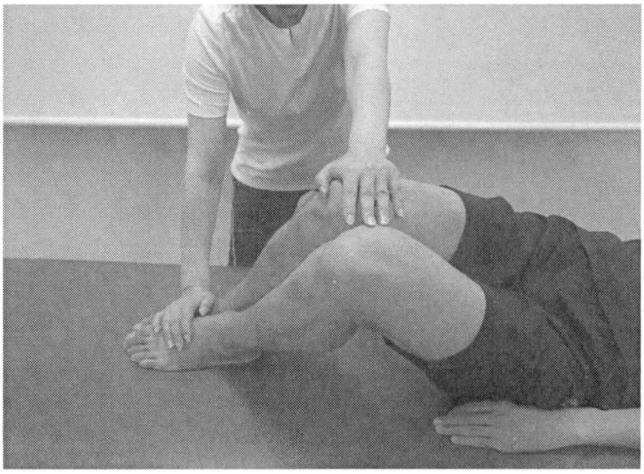

이때 피술자는 시술자가 미는 방향으로 밀리지 않도록 힘을 주면서 다리를 움직이지 않고 고정하도록 한다.

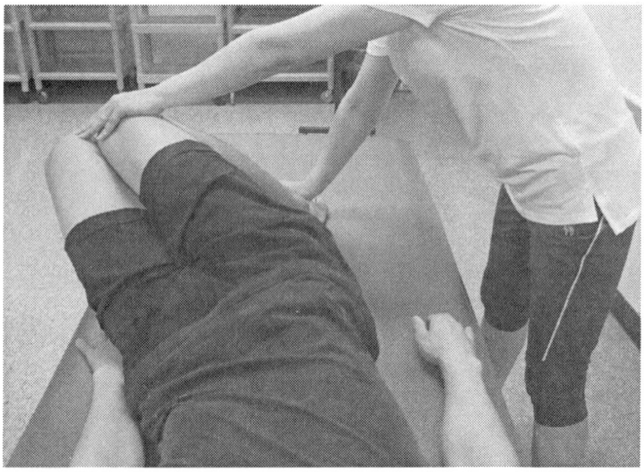

다른 방법으로는 피술자가 옆으로 눕인 다리를 가운데로 세우듯 이동시키도록 하고 시술자는 피술자가 이동시 몸이 흔들리지 않게 고정될 수 있도록 잡아주며 힘을 조금씩 빼면서 가운데로 오도록 한다.(근반사법)

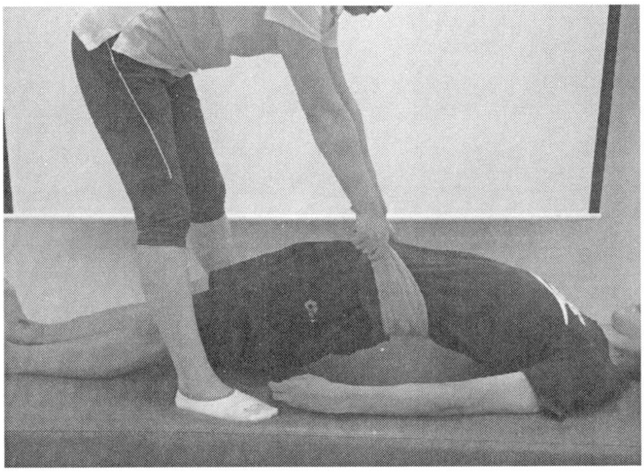

▶ 허리 흔들기

체중이 많이 나가는 운동선수나 허리둘레가 큰 피술자일 경우 수건을 허리 아래에 넣고 흔들면 쉽게 진동 자극할 수 있다.

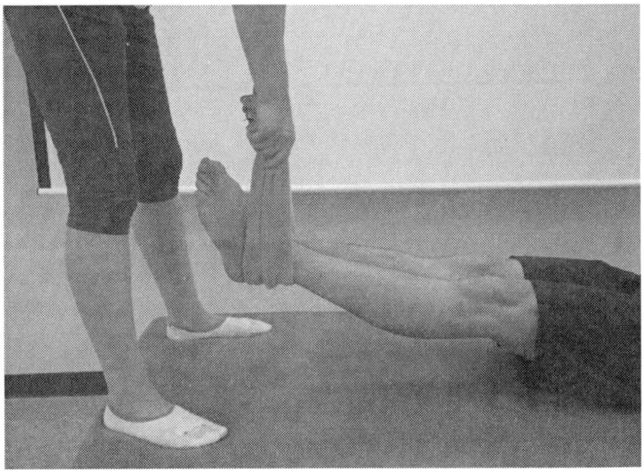

▶ 다리 흔들기

수건을 이용하여 다리를 진동 자극할 수 있다.

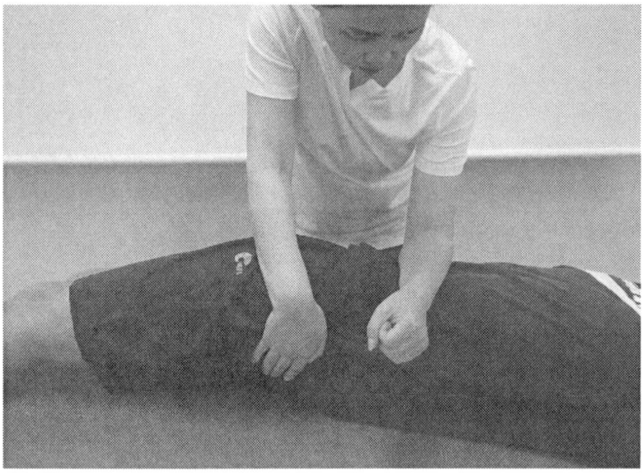

▶ 허리 흔들기

한손으로 엉덩이근육을 당기고 다른 한손으로 외복사근을 밀어 자극한다.

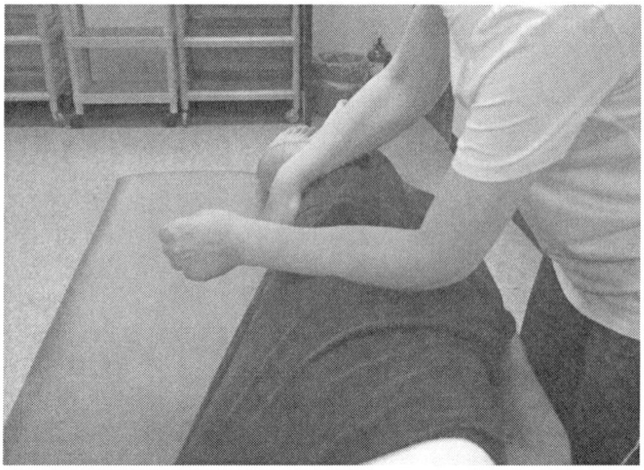

자극을 강하게 할 경우 엉덩이근육을 많이 당겨 측면이 위쪽으로 이동하도록 한 후 내려갈 때 강하게 밀면서 진동 자극을 하도록 한다.

3) 복와위자세에서 실시하는 마사지

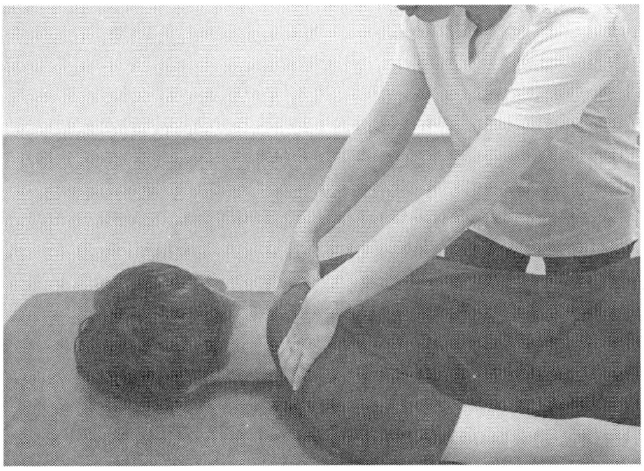

▶ 어깨근 누르기(승모근 유념법)

피술자의 어깨근육을 양손으로 주무른다.

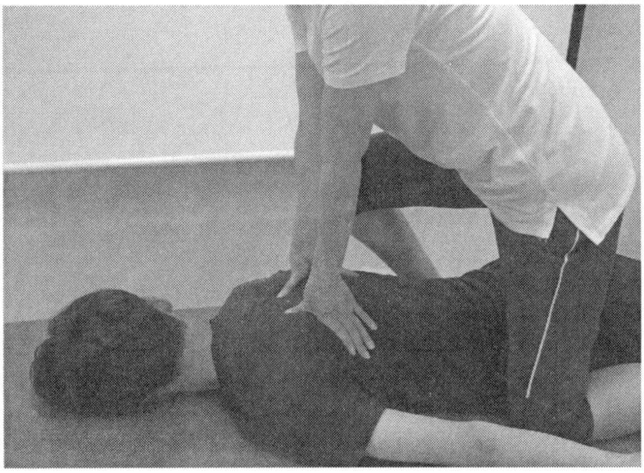

▶ 등근육 자극법

시술자의 양쪽 엄지손가락으로 척추기립근을 누른다. 이때 팔을 펴서 체중으로 압박을 가한다.

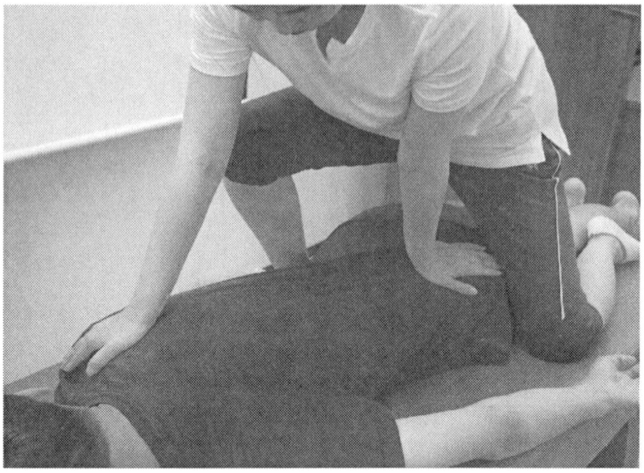

▶ 등근육 신전법

시술자는 피술자의 어깨와 대각선 골반에 손을 대고 허리근육을 신전시킨다. 반대로도 신전시킨다.

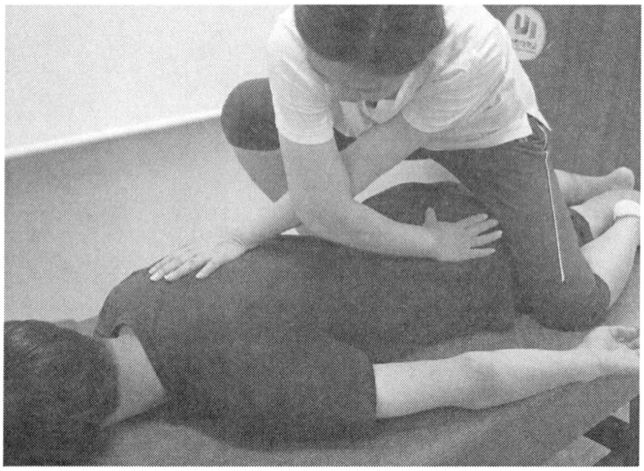

▶ 등 근육 크로스 신전법

시술자는 손을 교차한 후 체중을 실어 허리근육을 늘린다.

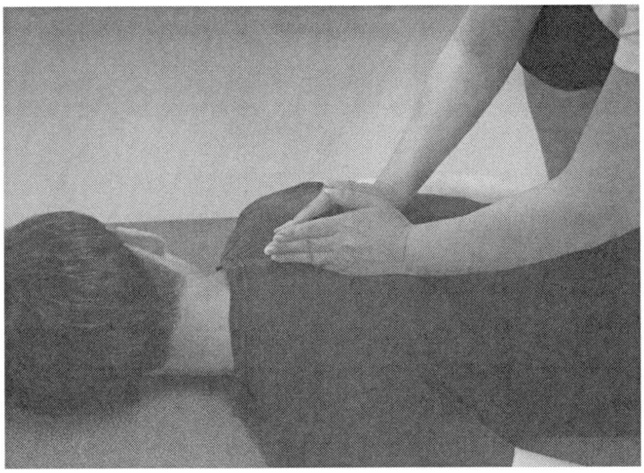

▶ 척추 압박법

시술자는 양손을 모아 척추뼈에 손을 댄 후 체중을 실어 순간적으로 누른다.

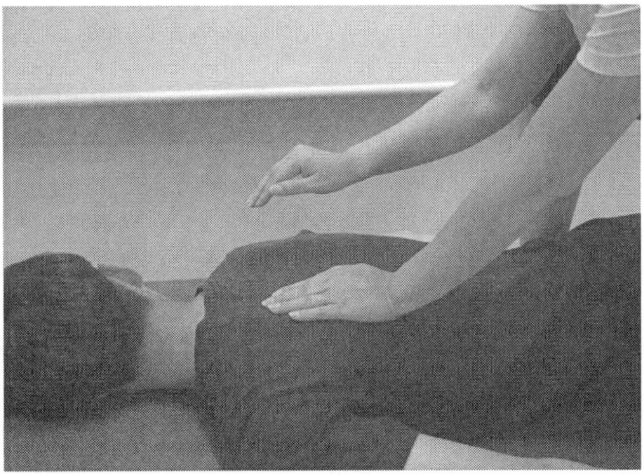

▶ 등근육 합공타

시술자는 손바닥을 약간 오므린 후 손에 공기를 넣고 리듬감 있게 교차로 두드린다.

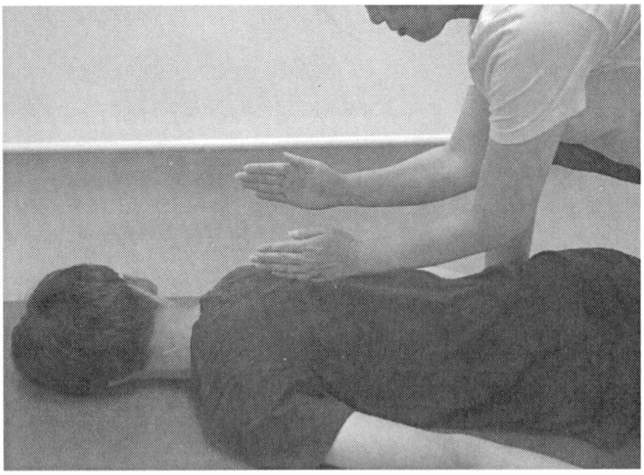

▶ 등 근육 절타법

시술자는 손바닥을 세로로 세워 손날을 이용하여 등근육을 교차로 두드린다.

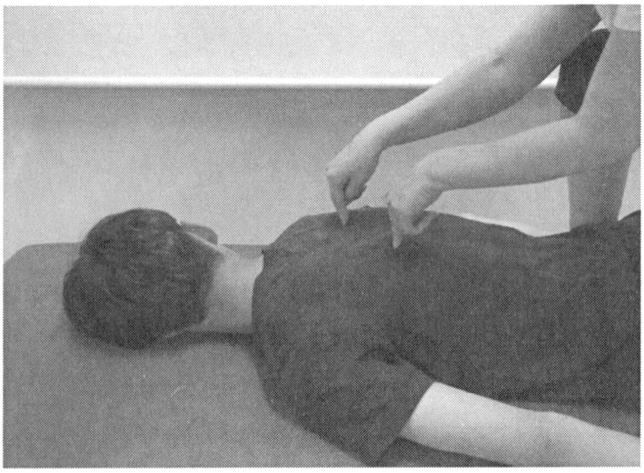

▶ 등 근육 고타법

등 근육에 손가락을 세워 가볍게 두드린다.
새가 먹이를 먹을 때처럼 콕콕 찌르는 것이 효과적이다.

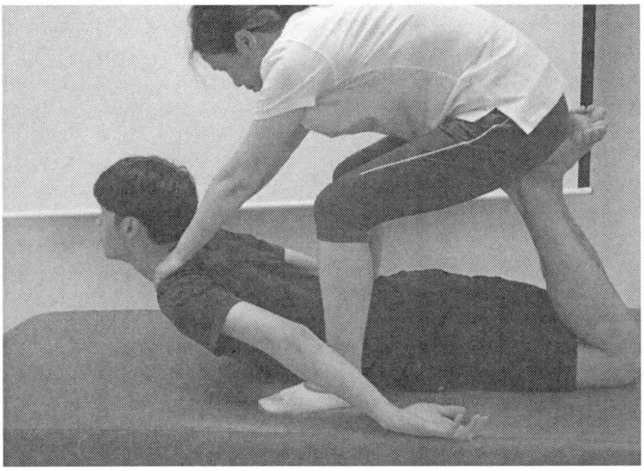

▶ 버터플라이 허리 이완법

시술자는 피술자의 접은 다리에 앉아 양손으로 어깨를 잡고 당기면서 허리를 이완시킨다.

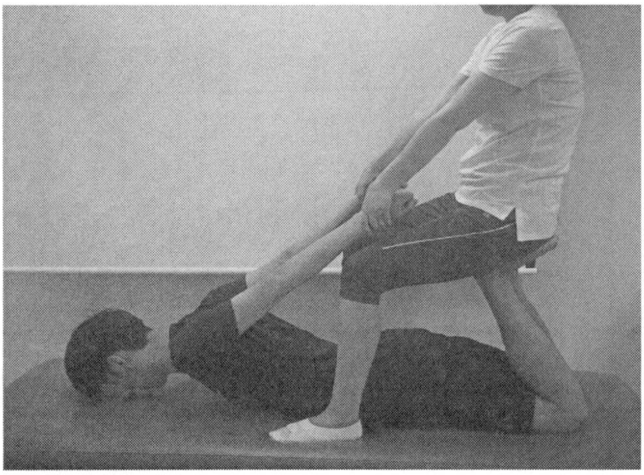

▶ 버터플라이 경추 이완법

시술자는 피술자의 접은 다리에 앉아 양손으로 피술자의 양손목을 잡고 당기면서 피술자의 머리를 숙이게하며 경추를 이완시킨다.

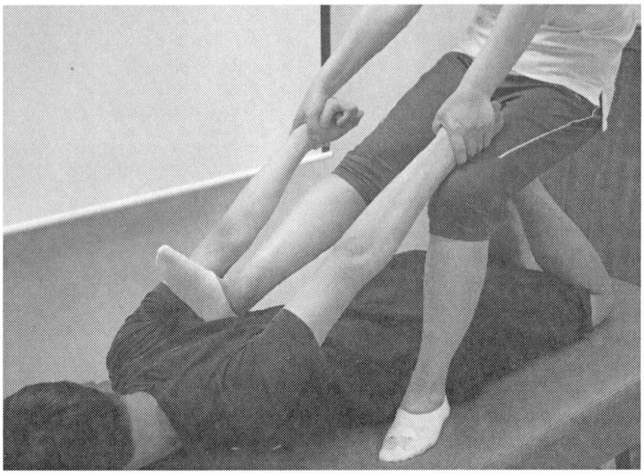

▶ 버터플라이 견갑하근 자극법

시술자는 피술자의 접은 다리에 앉아 양손으로 양 손목을 잡고 당기면서 한쪽다리를 견갑하근에 댄 후 자극시킨다.

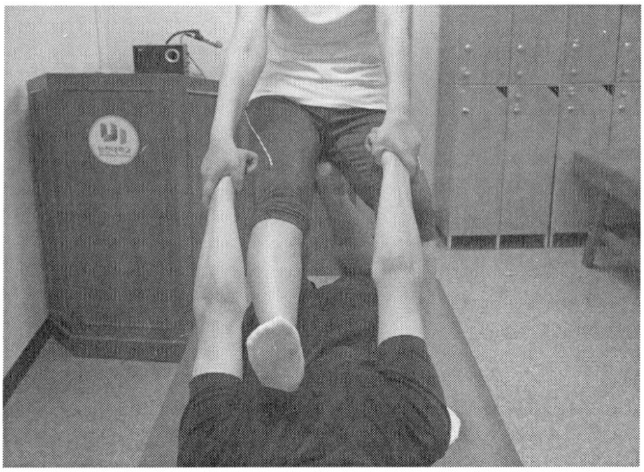

시술자는 발가락 부위와 뒤꿈치를 번갈아 활용하면서 자극을 주도록 한다.

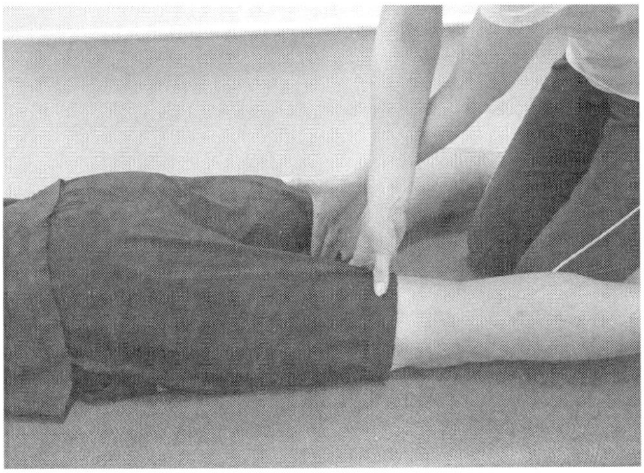

▶ 후대퇴부 교차 유념법

피술자는 복와위자세로 엎드려 있고, 시술자는 두손을 교차하여 대퇴부를 짜듯이 강하게 자극한다. 운동선수들에게 활용하면 효과적이다.

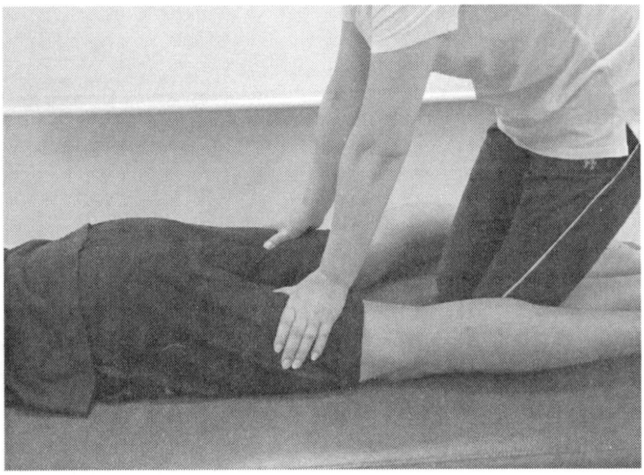

▶ 후대퇴부 압박법

피술자는 복와위자세로 엎드려 있고, 시술자는 양손을 이용하여 대퇴부를 강하게 누른다. 특히 다리를 사용하는 운동선수들에게 활용하면 효과적이다.

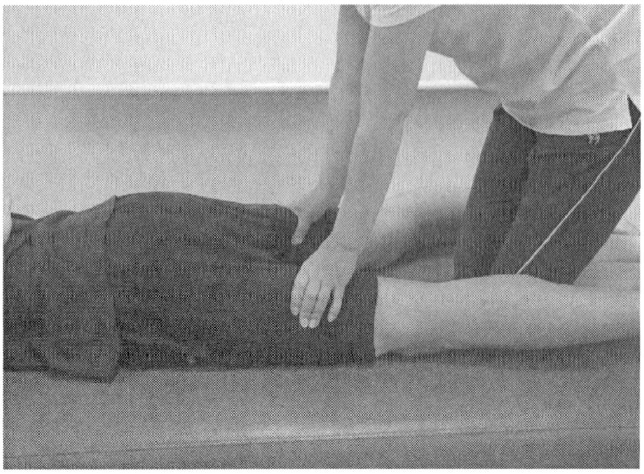

▶ 후대퇴부 유념법

피술자는 복와위 자세로 엎드려 있고, 시술자는 양 손으로 근육을 잡아당기면서 대퇴부를 강하게 자극한다.

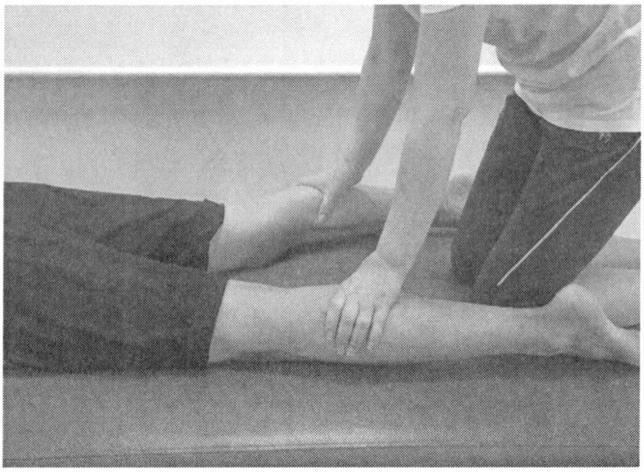

▶ 장단지 유념법

피술자는 복와위 자세로 엎드려 있고, 시술자는 양 손으로 장단지 근육을 잡아 당기면서 자극한다.

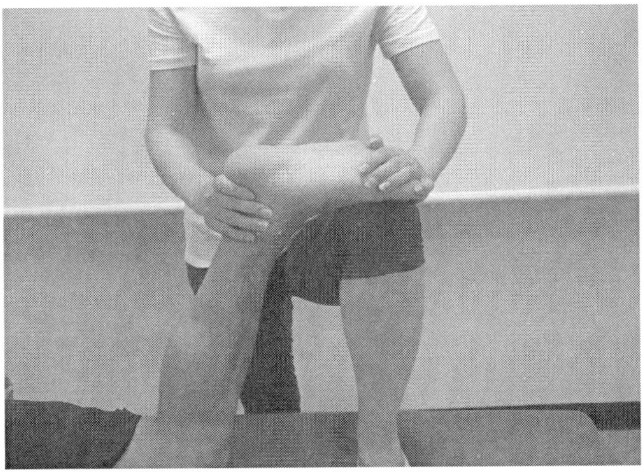

▶ **무릎대 발자극법**

피술자는 엎드려 무릎을 접어 세우고 시술자의 무릎에 발등을 댄다.

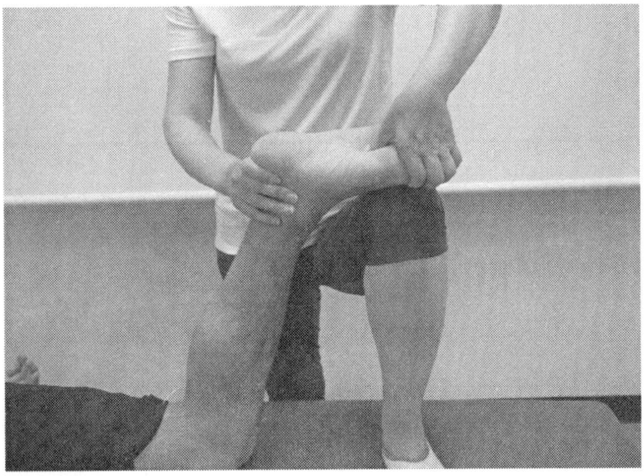

▶ **무릎대 발자극법**

피술자는 엎드려 무릎을 접어 세우고 시술자의 무릎에 발등을 댄다.
시술자는 엄지손가락을 이용하여 발바닥 위(용천혈)를 자극한다.

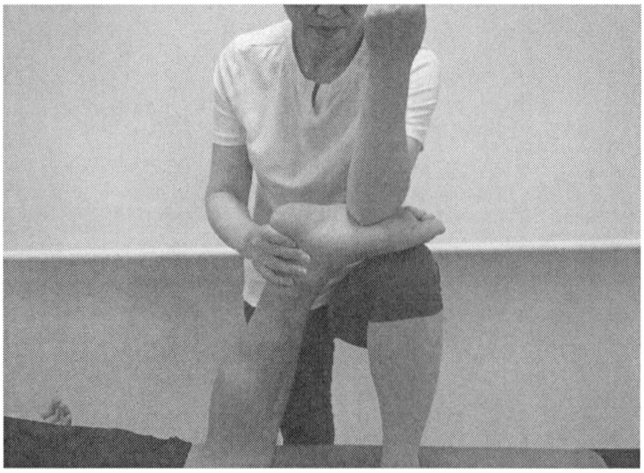

▶ **무릎대 발자극법**

피술자는 엎드려 무릎을 접어 세우고 시술자의 무릎에 발등을 댄다.
시술자는 팔꿈치를 이용하여 발바닥 위(용천혈)를 세게 누른다.

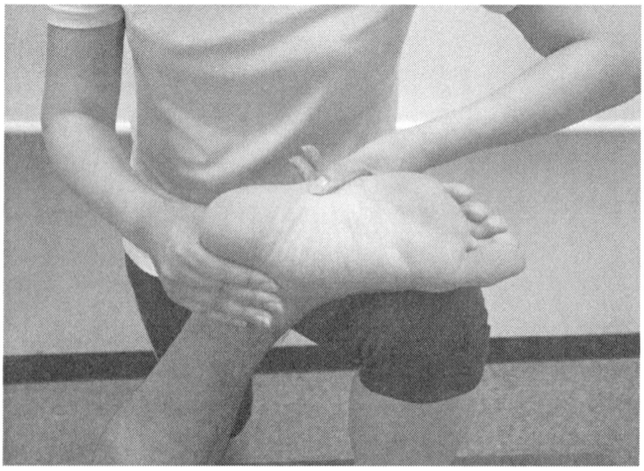

▶ **무릎대 발자극법**

피술자는 엎드려 무릎을 접어 세우고 시술자의 무릎에 발등을 댄다.
시술자는 엄지손가락을 이용하여 발바닥 옆 족날을 자극한다.(피로회복에 효과적)

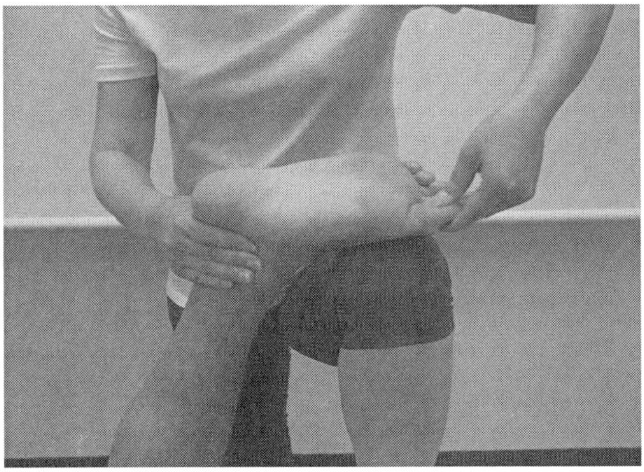

▶ **무릎대 발자극법**

피술자는 엎드려 무릎을 접어 세우고 시술자의 무릎에 발등을 댄다.
시술자는 엄지손가락을 이용하여 발가락을 자극한다.

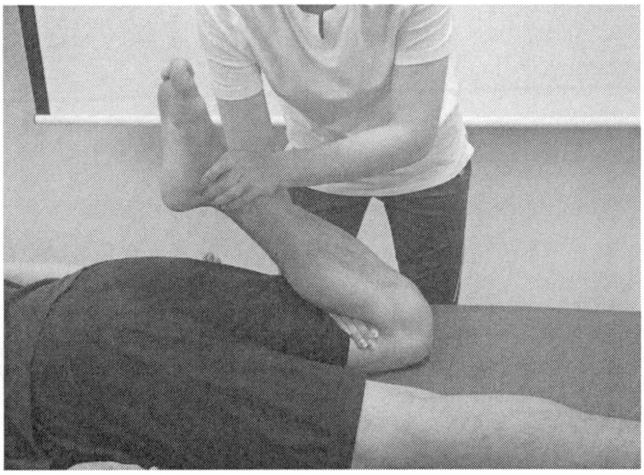

▶ **무릎접어 슬관절 이완하기**

피술자는 엎드려 무릎을 접어 세우고 시술자는 한손으로 피술자의 발목을 잡고 다른 한손은 접은 무릎사이에 손을 넣어 종아리 근육을 자극한다.

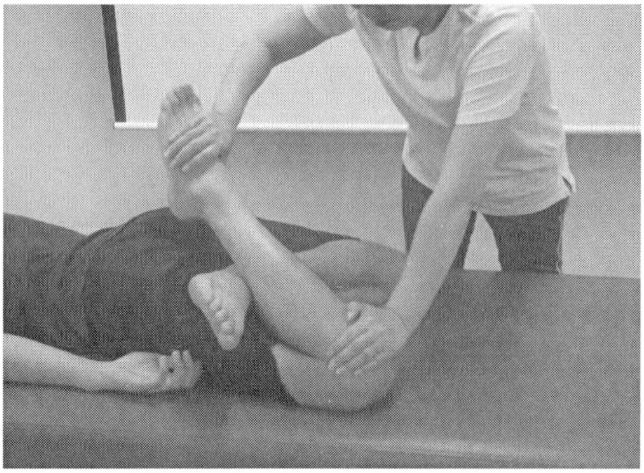

▶ 무릎접어 종아리 자극하기

피술자는 엎드려 무릎을 접어 세우고 한쪽다리를 반대쪽으로 접어 장단지와 교차하도록 한 후 장단지의 위치를 이동하면서 자극하도록 한다.

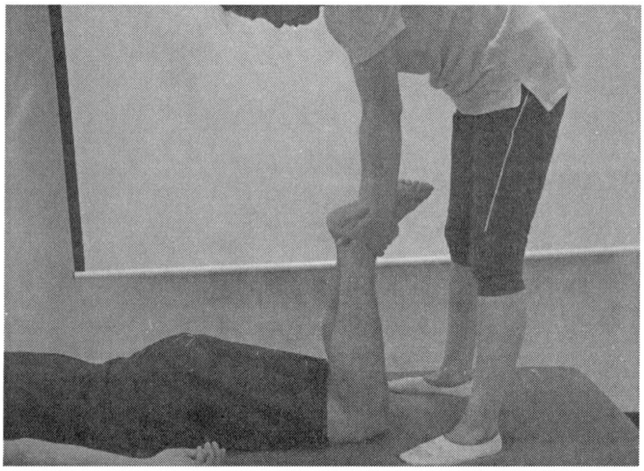

▶ 발목잡아 무릎 털기

피술자는 엎드려 두 무릎을 접어 세우고 시술자의 양손으로 피술자의 양쪽 발목을 잡는다.

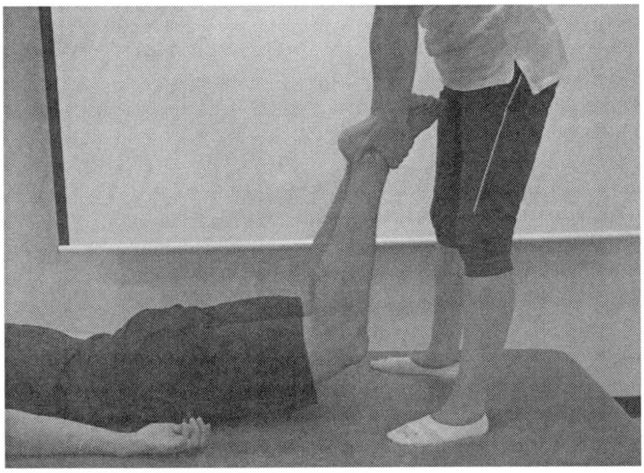

▶ 발목 잡아 무릎 들기

피술자는 엎드려 두 무릎을 접어 세우고 시술자의 양손으로 피술자의 양쪽 발목을 잡는다. 양손으로 발목을 잡아 올려 좌우로 흔들어 준다.

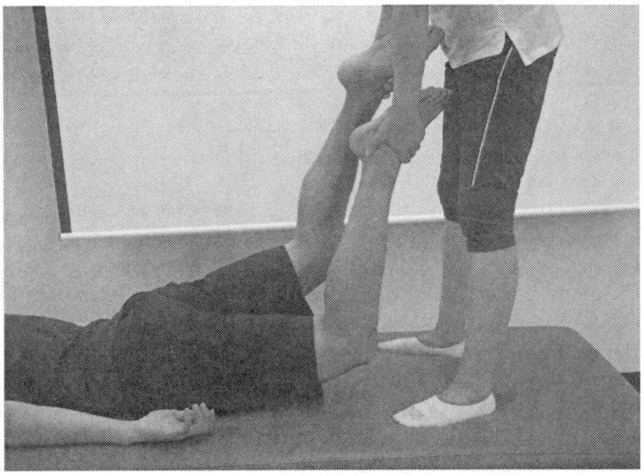

▶ 발목 잡아 교차 흔들기

피술자는 엎드려 두 무릎을 접어 세우고 시술자의 양손으로 피술자의 양쪽 발목을 잡는다. 양손으로 발목을 잡아 올려 위·아래로 흔들어 준다.

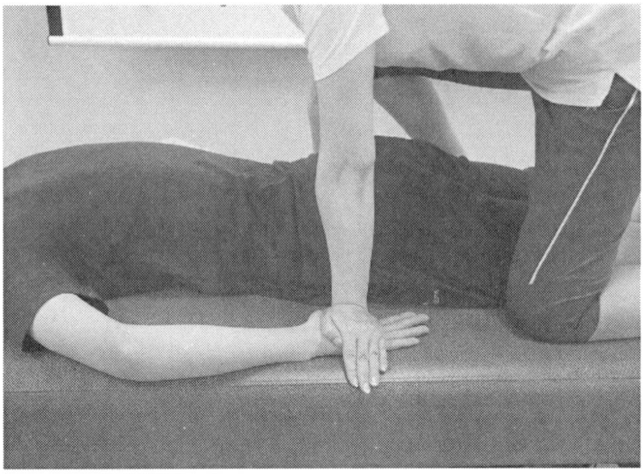

▶ 손바닥 누르기(수장 압박법)

시술자는 피술자의 손바닥을 양 손으로 누른 후 체중을 이용하여 자극한다.

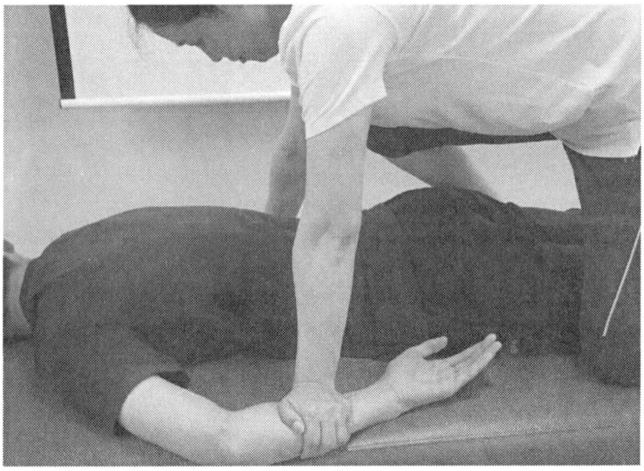

▶ 팔 누르기(하박 압박법)

시술자는 피술자의 아래팔을 수장(손바닥)으로 누른다. 이때 체중을 이용하여 강약 조절을 하도록 한다.

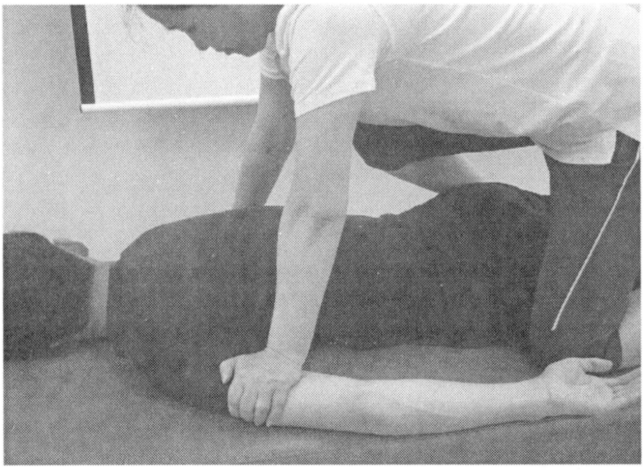

▶ 팔 누르기(상박 압박법)

시술자는 피술자의 위팔을 수장(손바닥)으로 누른다. 이때 체중을 이용하여 강약 조절을 하도록 한다.

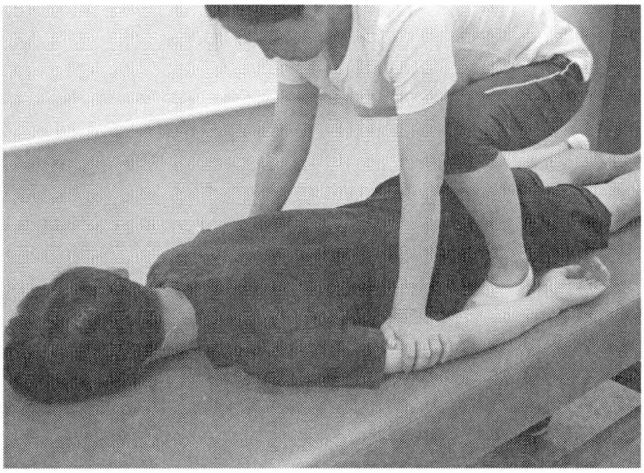

▶ 팔 누르기(상박 압박법)

시술자는 피술자의 위팔을 유념법으로 짜준다. 이때 한번은 누르고 또 한번은 근육을 잡아당기도록 한다.

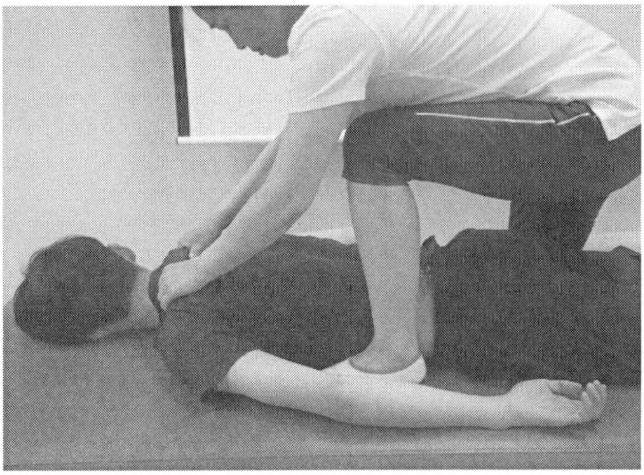

▶ 어깨근육 짜내기

시술자는 피술자의 어깨근육을 유념법으로 짜낸다. 기존의 승모근 유념법과 유사하게 실시하면 된다.

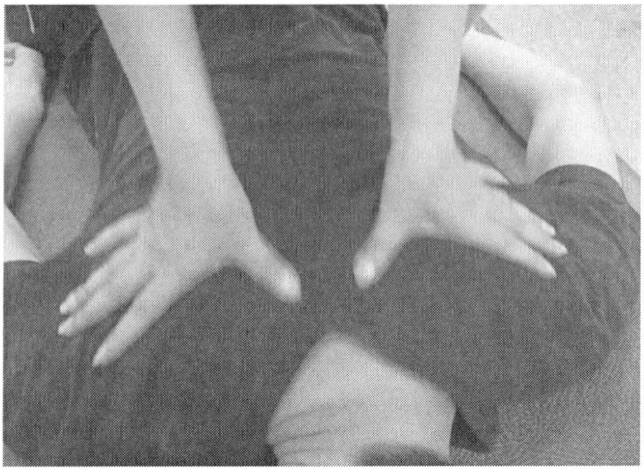

▶ 흉추 모지 압박법

시술자는 피술자의 흉추를 엄지손가락으로 체중을 이용하여 누른다.

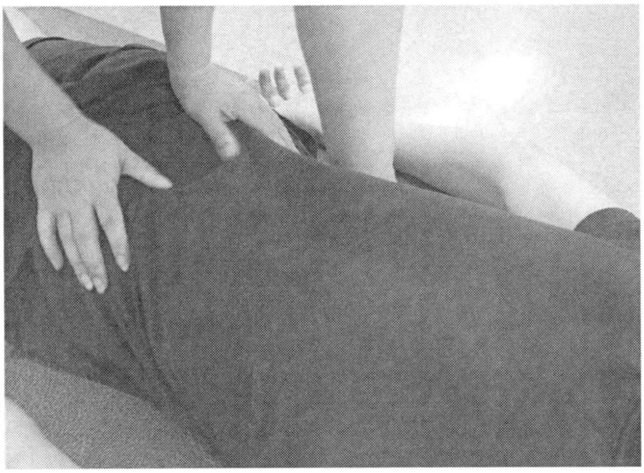

흉추1번부터 시작하여 요추 5번까지 진행하도록 한다. 단, 요추는 너무 강한 힘을 주지 말고 가볍게 자극을 하도록 한다.

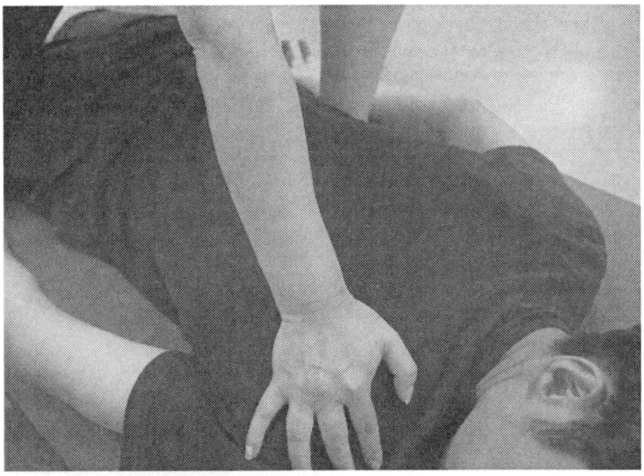

▶ **어깨밀기**

시술자는 피술자의 한쪽 어깨를 수장(손바닥)으로 밀착한 후 밀어낸다.

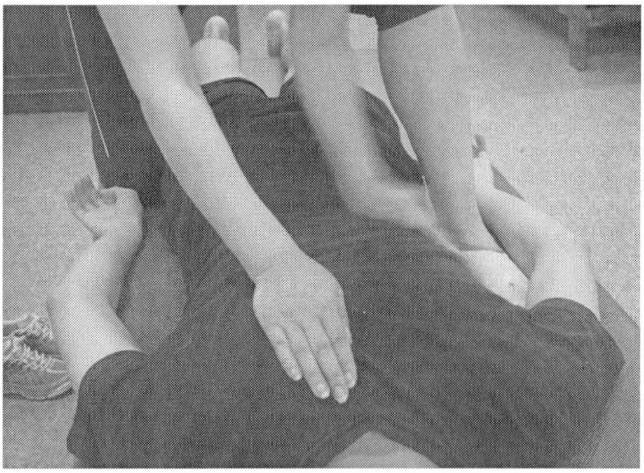

▶ **등 근육 밀어내기**

시술자는 손바닥으로 피술자의 등 근육을 밀어낸다.

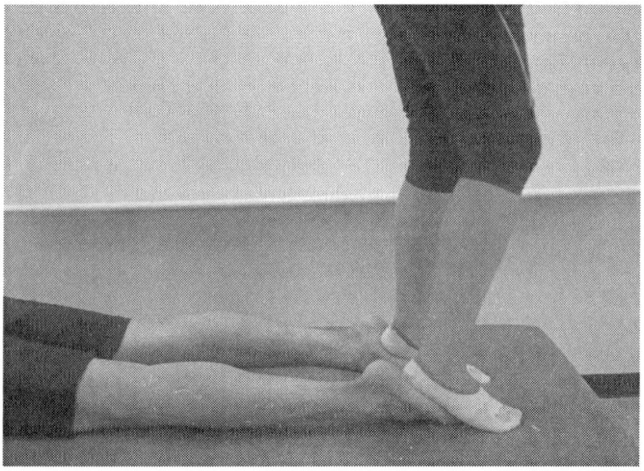

▶ **발바닥 뒤꿈치누르기**

시술자는 피술자의 발바닥을 뒤꿈치로 누른다.

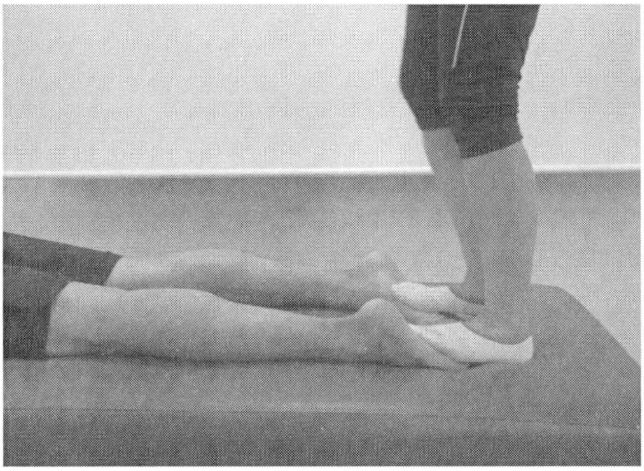

▶ 발바닥 앞꿈치누르기

시술자는 피술자의 발바닥을 앞꿈치로 누른다.

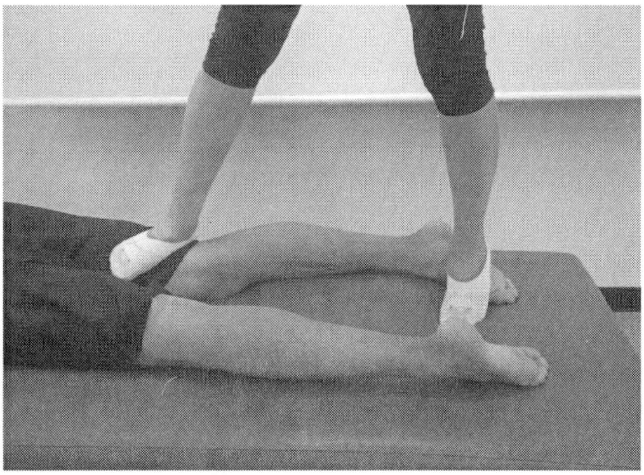

▶ 대퇴부 강압박

시술자는 한발로 발바닥을 고정한 후 다른 발로 대퇴뒤쪽을 누른다.

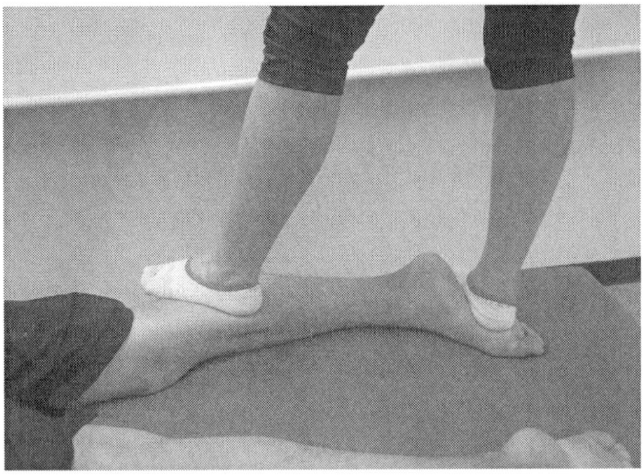

▶ 장단지 강압박

시술자는 한발로 발바닥을 고정한 후 다른 발로 장딴지 부분을 발바닥으로 누른다.

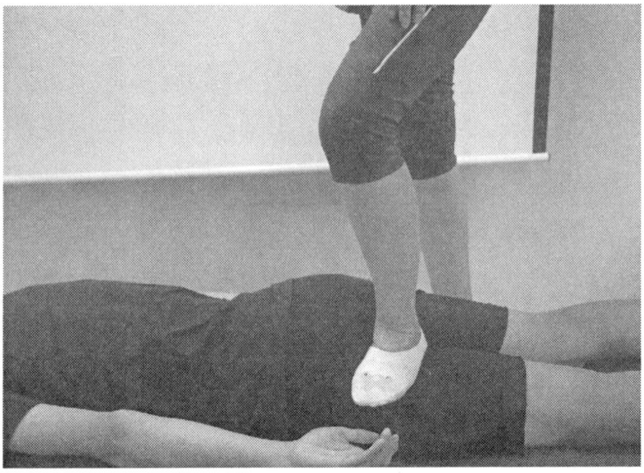

▶ 후대퇴부 압박법

피술자는 복와위자세로 엎드려 있고, 시술자는 한쪽다리를 이용하여 대퇴부를 강하게 누른다. 특히 다리를 사용하는 운동선수들에게 활용하면 효과적이다.

제 2 편

활정술편

1. 활정술이란?

활정술은 흐트러진 신체를 바른 체형으로 유지하여 건강을 유지할 수 있도록 하기 위해 그간 실시해온 수기법을 발(足)을 통해 힘들이지 않고 근육과 인대(근육을 잡아 골격에 연결하는 것)를 자극하여 관절의 가동범위를 원활하게 하며, 바른 자세를 유지할 수 있도록 강자극을 주어 근육과 인대를 동시에 이완할 수 있도록 행하는 기법을 말한다.

활정술은 체중을 이용하여 발로 인대와 근육에 자극을 주어 체형을 바로 잡는 것을 의미하며, 활족정술 또는 정족술이라고 하며 한자로 活正術이라 쓰고, 영어로는 Relax of Muscle and Ligament 로 표현한다.

특히 기존의 활법과 카이로프랙틱은 근육을 마사지 한 후 관절을 눌러 교정하는 기법을 실시하였으나, 이는 자극 정도가 깊지 못하여 효과를 지속하지 못하는 단점이 있지만, 활정술은 근육을 긴장하게 하는 다양한 원인 중 하나인 인대(ligament)의 긴장을 풀어준 후 근육의 긴장을 풀어 관절의 가동범위가 원활하게 움직일 수 있도록 하기 위하여 반드시 관절부위를 먼저 자극하며, 이는 손이 아닌 발을 통하여 체중을 활용한다는 것이 활법과 카이로프랙틱과의 차별성이라고 할 수 있겠다. 또한 근육을 자극할 경우 반드시 관절을 고정하고 압박을 가하는 것이 특별한 기술이라 할 수 있으며, 근육자극 시 손으로 자극하는 것보다 발로 자극하는 것이 몇 배 이상의 압박효과가 지속되며 시술자가 기존의 활법보다 힘이 덜 드는 것이 장점이라고 할 수 있다.

2. 활정술을 위한 기초 해부 생리학

활정술을 익혀 활용하기 위해서는 근, 신경, 해부생리학의 기초를 알아야 정확하게 바른체형을 유지하는데 도움을 줄 수 있다.

1) 해부학

해부학은 생물체의 정상적인 형태와 구조를 연구하는 학문분야로 인체를 뼈대계통, 근육계통, 신경계통 등과 같이 계통해부학적으로 접근하여 활용하는 것을 인체해부학(Human Anatomy)이라 한다.

2) 그림으로 이해할 수 있는 해부학

(1) 근육의 분류

근육은 모양에 따라 〈그림2〉와 같이 분류된다.

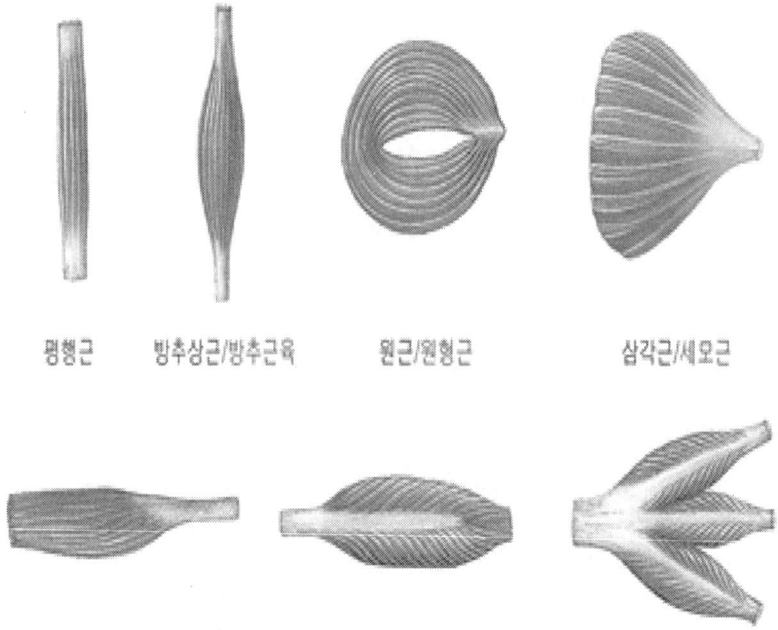

〈그림 2〉 모양에 따른 근육의 분류

(2) 신경해부도

신경해부도의 피부신경지배 영역은 〈그림 3〉과 같다.

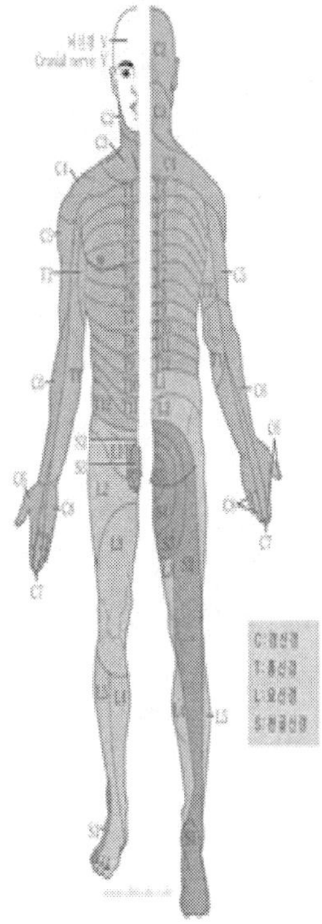

〈그림 3〉 피부 각 부를 지배하는 신경영역

3) 관절부위의 상해

이 같은 부상은 주로 추락에 의해 발생된다. 범위는 척추 인대가 늘어나거나 찢겨져 생기는 삐기(염좌)에서부터 심각한 위치손실로 나타나는 탈골까지 다양하다. 종종 관절부위는 중심뼈의 구조를 유지하기 위해 부상을 입는다. 관절부상은 상처는 짧은 시간에 좋아질 수 있지만, 치료가 매우 느리고 잘못 치료한 경우에는 뼈가 거의 스스로 치유되는데 반해 후에 류마티즘과 같은 휴유증으로 발전될 수 있다.

관절부위는 느리게 적용되는 큰 압력에 대해서는 감당할 수 있지만, 약해도 갑작스런 움직임에는 쉬게 이완되는 성질이 있다. 교정기술은 이런 '갑작스런 충격(quick-snap)'을 고정되어 있는 관절부위의 치료목적으로 이용한다. 만약 이 같은

치료법으로 척추교정을 받았다면, 당신의 의식된 주의가 치료사의 대화로 인해 어떻게 전환되는가를 기억할 수 있다.

강하지만 유연한 근육은 관절부위 상처를 가장 잘 보호하고 있다. 찢겨진 인대는 수술로 교정될 수 있지만, 연결된 상태 그대로의 잘려진 인대부분에 대한 치료가 동시에 있어야 한다. 심하게 부상 당한 아킬레스건(발뒤꿈치 위에 있는)도 서로 고정만 되면 회복될 수 있는 것을 볼 수 있다.

3. 활법의 적용

1) 탈골

일반적으로 뼈 사이의 관절부위가 힘에 의해 원위치에서 벗어난 것을 의미하며, 다시 맞추는 것(접골)은 마취하에 전문가에 의해 행해진다.

특히 빈번히 발생되는 뼈의 일탈을 '습관성 탈골'이라 하며, 치료를 하지 않으면 또 다른 상해를 유발시킬 수 있다.

2) 뼈의 상해

보통 심각한 관절부분의 부상으로 표현하며, 가장 심각한 뼈의 상처는 골절이다. 골절 상태가 발생되었는지를 모르고 그냥 활동을 할 경우 근육 및 신경을 손상시켜 불행하게도 완전 장해를 발생시킬 수도 있다. 골절은 아주 단순한 '스트레스' 형태부터 부러진 뼈가 다른 근육을 침범하는 (예를 들면, 폐를 누르는 갈비뼈) 복잡한 상황까지 다양하다. 뼈의 치료에 있어 때론 자신감 때문에 골절과 관련 있는 삠, 탈장과 같은 다른 요소들은 무시 되어지는 경우가 있다. 마사지 치료는 골절의 고정 치료 중이나 후에 계속 되어져야 한다.

3) 척추에 대한 상해

척추에 대한 상처는 현저한 압박을 받은 특정 척추부위 사이, 예를들면 목경관(cervical)에서 흉관(thoracic)사이, 척추뼈의 관절부분, 골반 등에서 일어난다. 심한 척추 손상의 대부분은 충격 흡수 역할을 하는 척추뼈 사이의 디스크에 감당할 수 없는 압박이 있을 때 발생된다. 디스크는 일상생활에서 발생되는 빈번한 압박을 줄여주고, 자세를 취할 때 생기는 다양한 압박을 흡수하도록 고안되어 있다. 즉 쇼파의 쿠션처럼 일정한 휴식시간이 지나면 원상태로 복귀하는 특성을 가지고 있다. 그러나 갑자기 고르지 못한 압박이 가해지면, 척추신경이 신경을 고립시키는 것처럼 디스크는 이웃한 구조까지 움츠려 들게 돼 부분적인 고통 표출이 증가되어 질 수 있다.

척추 손상을 회복하는 교정법으로는 운동보다는 올바른 자세가 더 중요하다. 그러나 척추에 대한 훌륭한 마사지 작업이 지속되어졌다면, 파트너는 좋은 교정 작업에 대해 더 흥미를 갖게 된다. 뼈의 골격에 대한 지식을 이용하면 당신은 다음 사항들을 설명할 수 있을 것이다.

척추는 인체 중심부에 위치(다소 뒤쪽에 있다)하고 있으며, 큰 노력없이 몸을 곧게 세울 수 있도록 고안되어 있다.

복부 근육을 바로 세우려는 (때론 손을 이용) 세심한 주의가 긴장된 등을 휴식시키는 것보다 중요하다.

쑤시는 척추에는 똑바로 서는 것보다 앉는 것이 더 긴장을 준다.

편안히 걷는 것이나 두 다리를 구부려 올린 상태로 눕는 것은(비록 극단적인 차이가 있지만) 척추에 똑같이 부담을 주지 않는다.

4. 활정술 실기

활정술은 기존의 손으로 실시하던 수기요법과 다르게 순수하게 발을 이용하여 체중의 안배를 적절하게 사용함으로써 시술자가 장기 시간을 활용할 수 있는 장점이 있다. 병행 실시하여 바른체형을 유지할 수 있도록 적당한 자극 정도를 적용함으로써 시술자의 피로도를 낮추고 피시술자에게 적용되는 자극의 강도를 조절할 수 있는 기법이다.

활정술을 고정점과 작용점을 구분하여 체중이동을 통한 자극법이므로 반드시 봉을 잡고 실시하여야 효과적일 수 있다.

1) 활정술을 위한 근육명칭 및 신경분포도

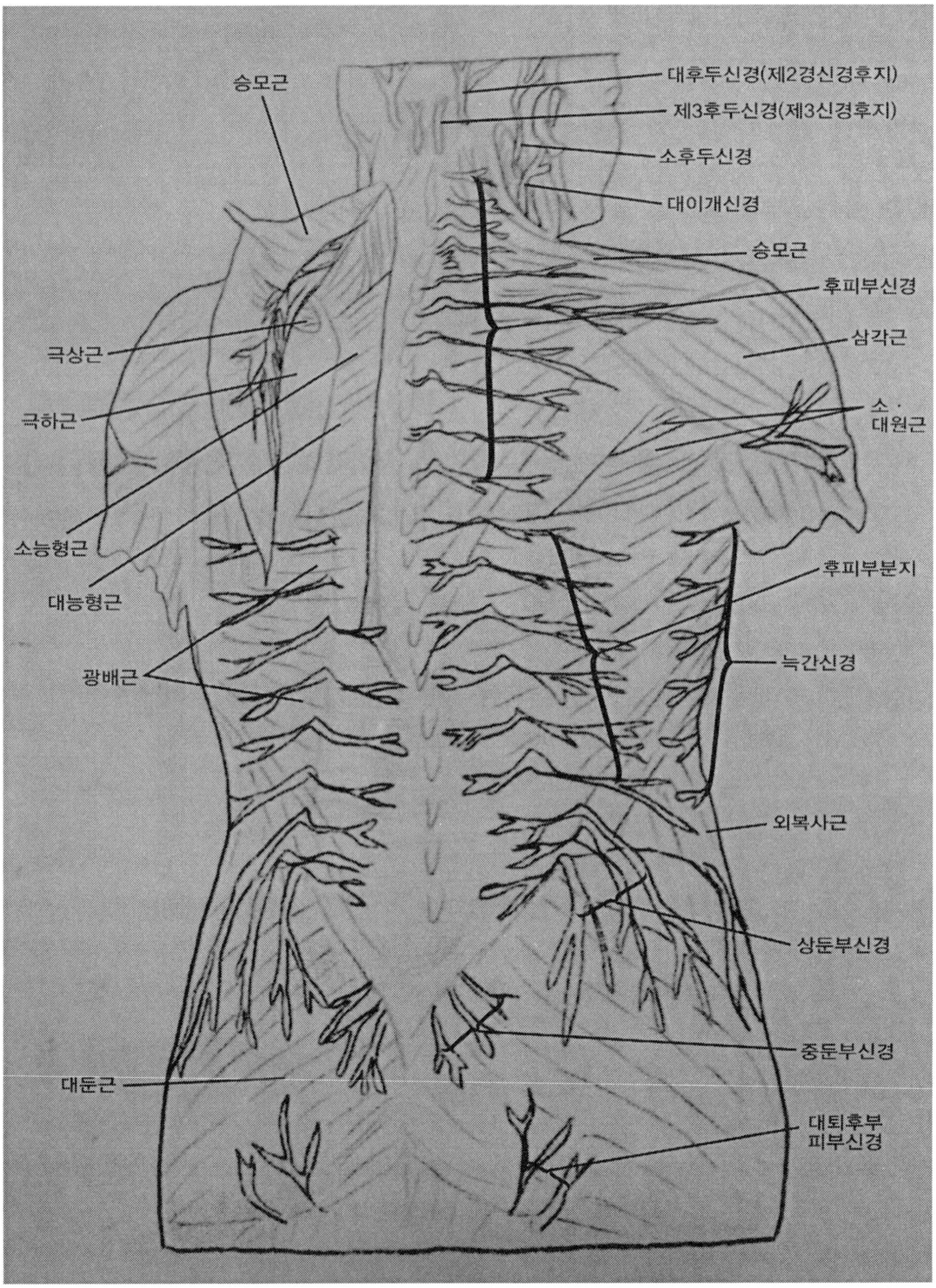

(1) 다리 앉아 뒤꿈치로 허리 자극하기

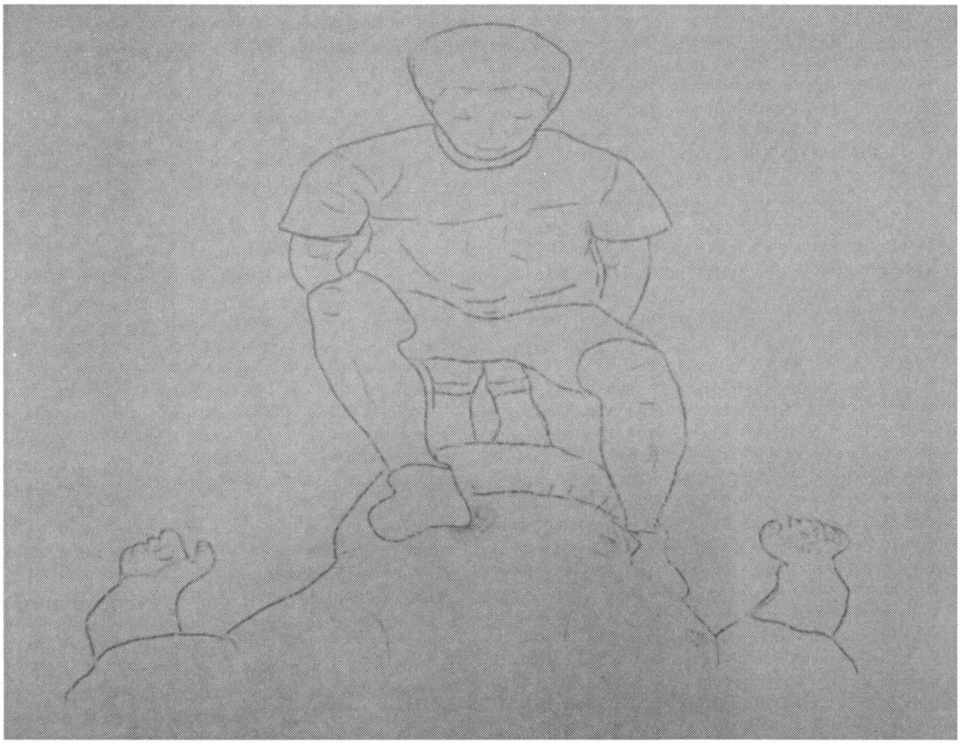

- 자　세: 복와위(버터플라이)
- 고정점: 양쪽 발바닥/종골
- 작용점: 척추 기립근
- 시　술: 피술자의 양발을 양발바닥에 올라앉아 발로 척추기립근을 자극한다.
- 효　과: 척추 동통 및 요추 결림완화
- 작용근 및 신경부위: 척추세움근 및 넙다리 신경

(2) 봉을 잡고 중심이동 자극하기

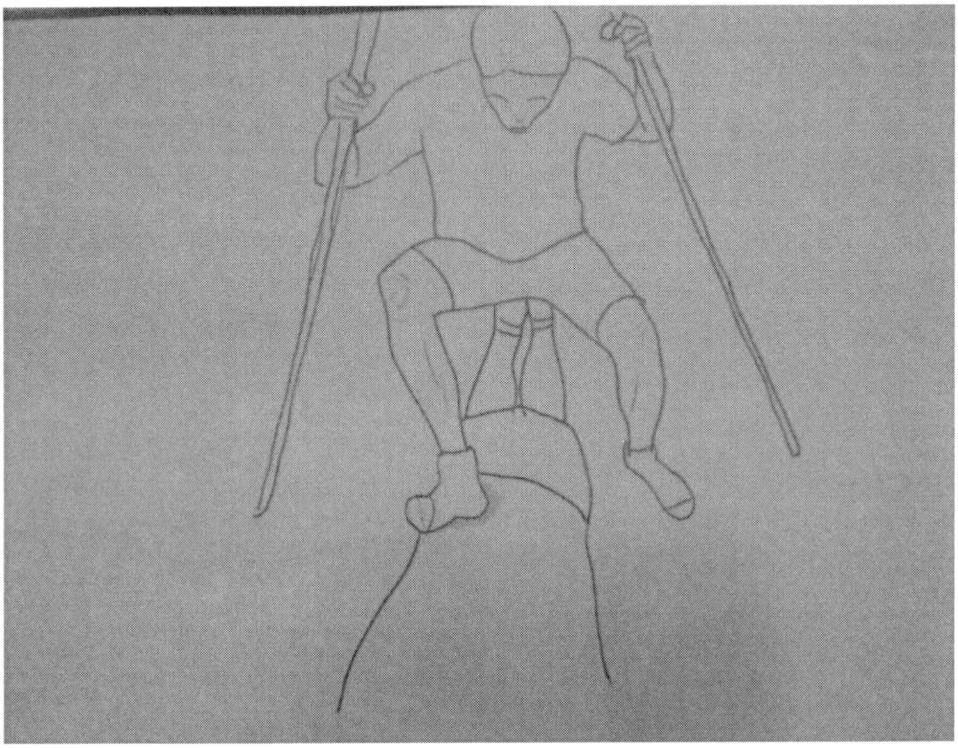

- 자　세: 복와위(버터플라이)
- 고정점: 양쪽 발바닥/종골
- 작용점: 척추 기립근
- 시　술: 양손에 봉을 잡고 양발바닥에 올라앉아 발로 척추기립근을 자극한다.
- 효　과: 척추 동통 및 요추 결림완화
- 작용근 및 신경부위: 엉덩갈비근/볼기신경

(3) 양팔 잡고 족장 등 자극하기

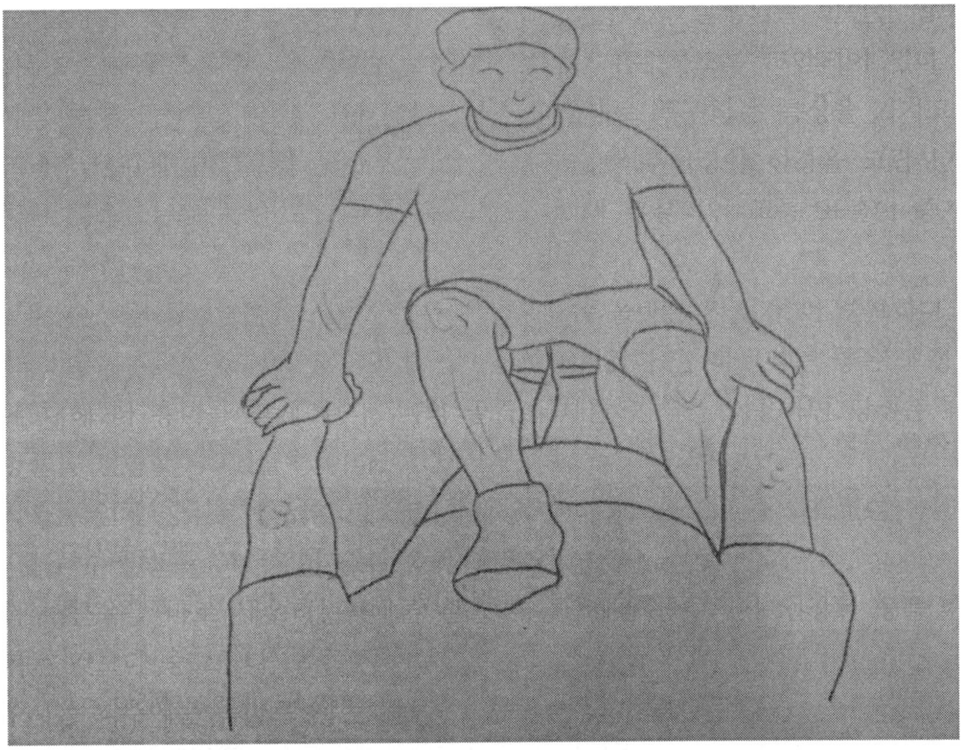

- 자　세: 복와위(버터플라이)
- 고정점: 양쪽 발바닥/종골
- 작용점: 척추 기립근
- 시　술: 양손에 피술자의 손을 잡고 왼발로 양발바닥에 올라앉아 발로 척추기립근을 자극한다.
- 효　과: 척추 동통 및 요추 결림완화
- 작용근 및 신경부위: 등가장긴근 및 가슴신경

(4) 다리 앉아 각권 자극하기

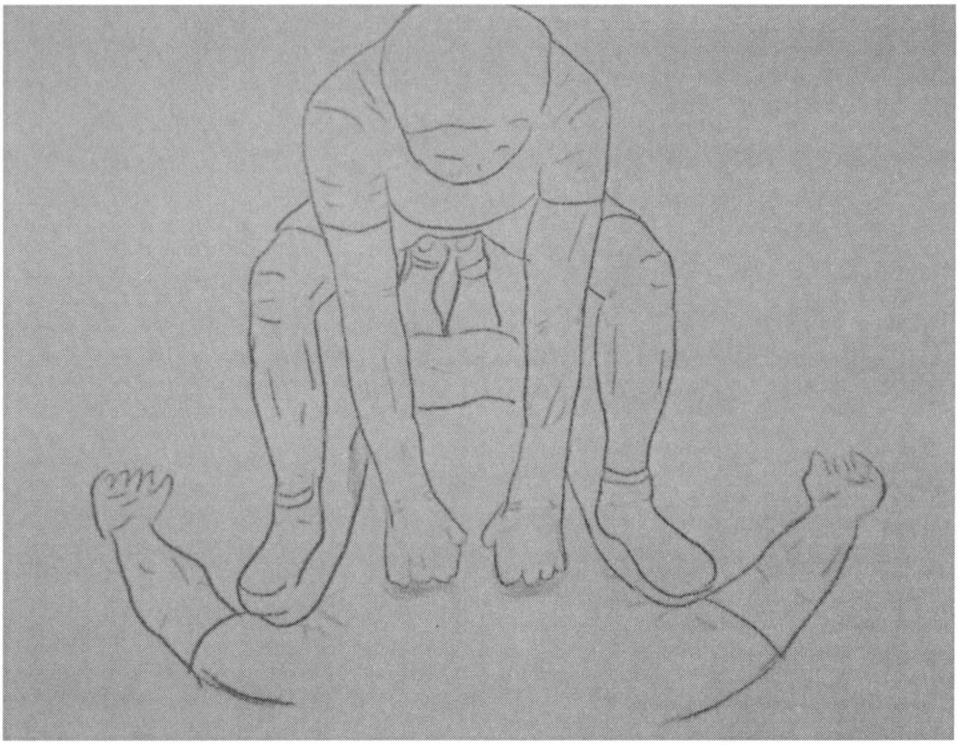

- 자 세: 복와위(버터플라이)
- 고정점: 양쪽 발바닥/종골
- 작용점: 척추 기립근
- 시 술: 양발바닥에 올라앉아 두 주먹으로 척추기립근을 자극한다.
- 효 과: 척추 동통 및 요추 결림완화
- 작용근 및 신경부위: 목가장긴근 및 가슴신경

(5) 다리 앉아 엉덩근 자극하기

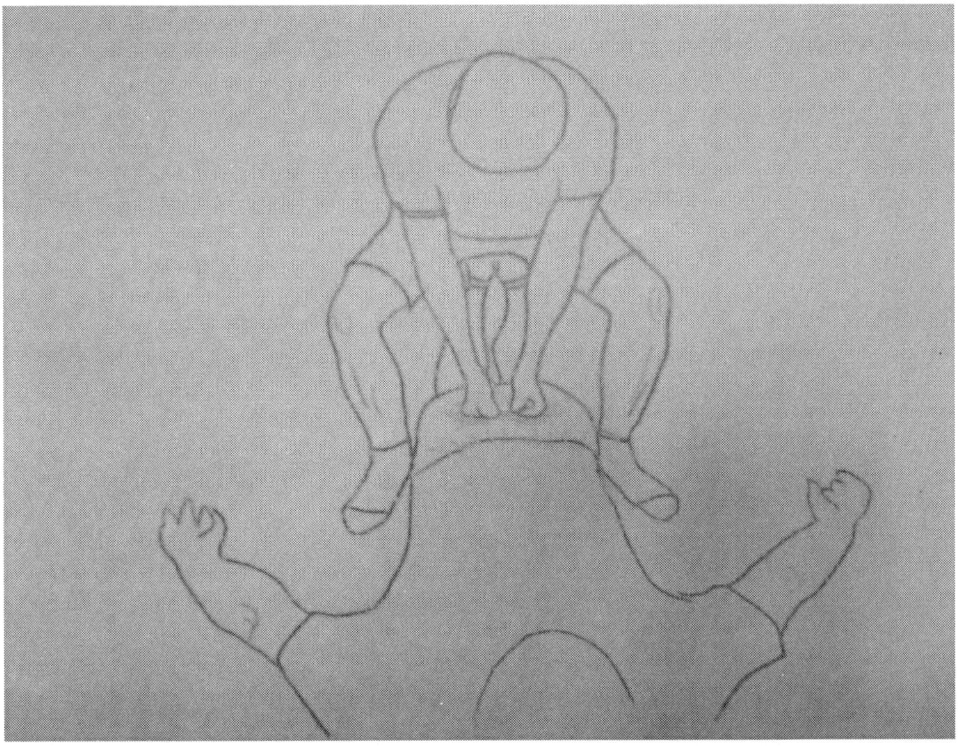

- 자 세: 복와위(버터플라이)
- 고정점: 양쪽 발바닥/종골
- 작용점: 척추 기립근
- 시 술: 양발바닥에 올라앉아 주먹으로 천골주변과 둔부를 자극한다.
- 효 과: 척추 동통 및 요추 결림완화
- 작용근 및 신경부위: 큰볼기근 및 아래볼기 신경

(6) 발목 고정 무릎 자극하기

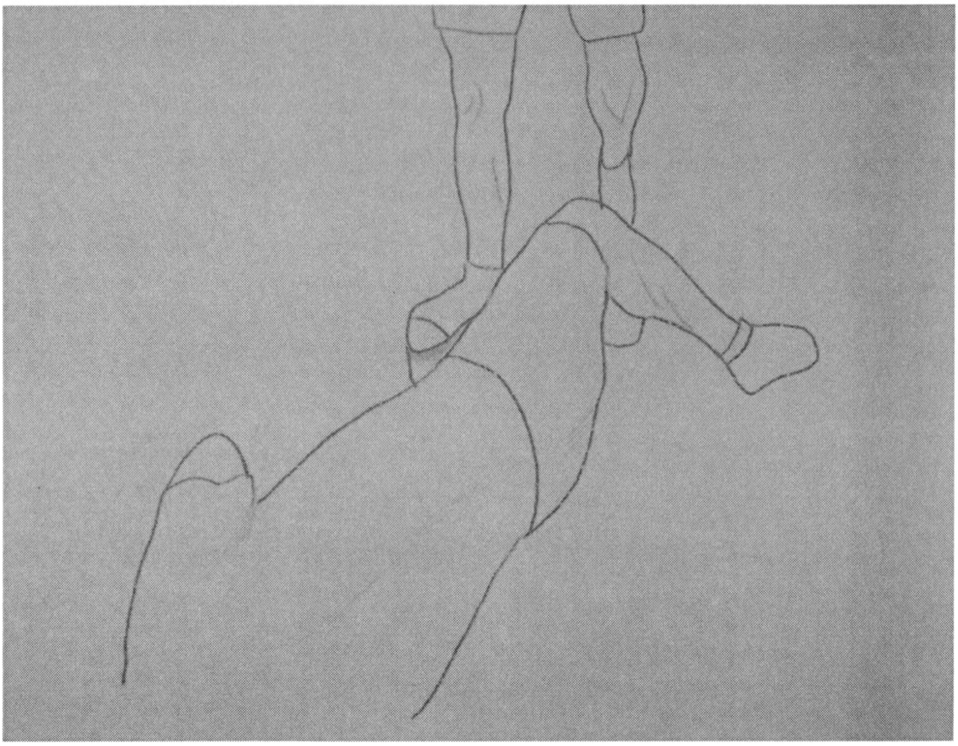

- 자　세: 측와위
- 고정점: 족저근
- 작용점: 후종골, 중족골, 족지골
- 시　술: 시술자는 한발로 발목을 고정하고, 다른 발로 무릎을 자극한다.
- 효　과: 발바닥에 있는 정맥혈을 자극하여 혈행 흐름을 좋게 한다.
- 작용근 및 신경부위: 족배근 및 두렁신경

(7) 무릎 고정 측둔부 자극하기

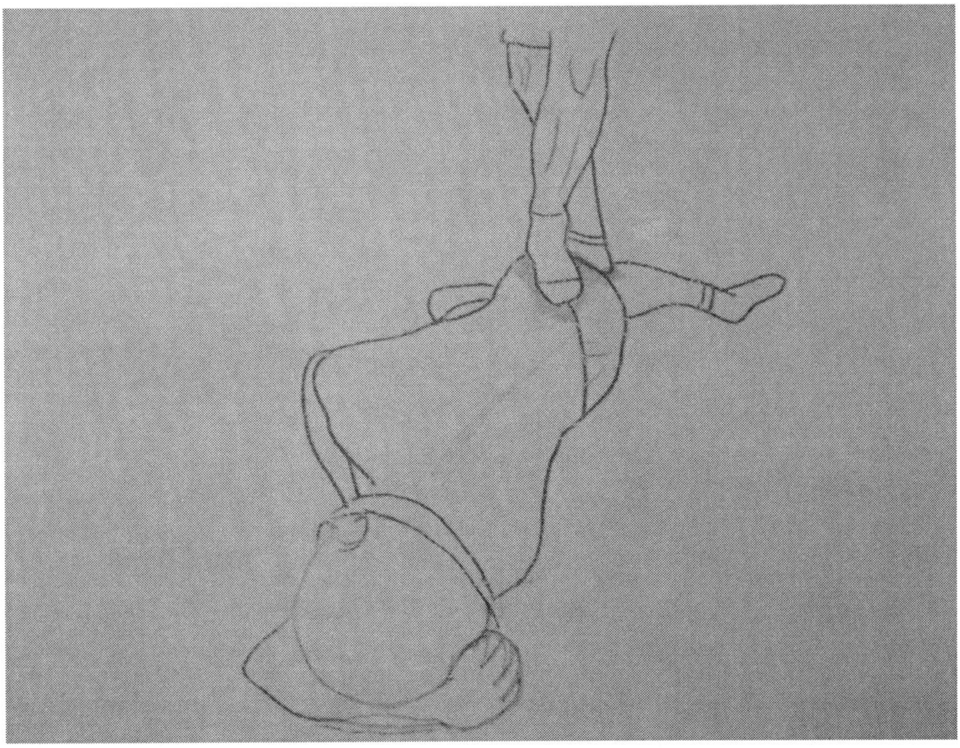

- 자 세: 측와위
- 고정점: 외슬
- 작용점: 골반 측부
- 시 술: 양손으로 봉을 잡고 서서 한발로 무릎 외측부분에 고정하고 다른 발로 둔부 측면을 자극한다.
- 효 과: 측둔부 동통 완화
- 작용근 및 신경부위: 볼기널 힘줄 및 두렁신경

(8) 외복사 고정 무릎 자극하기

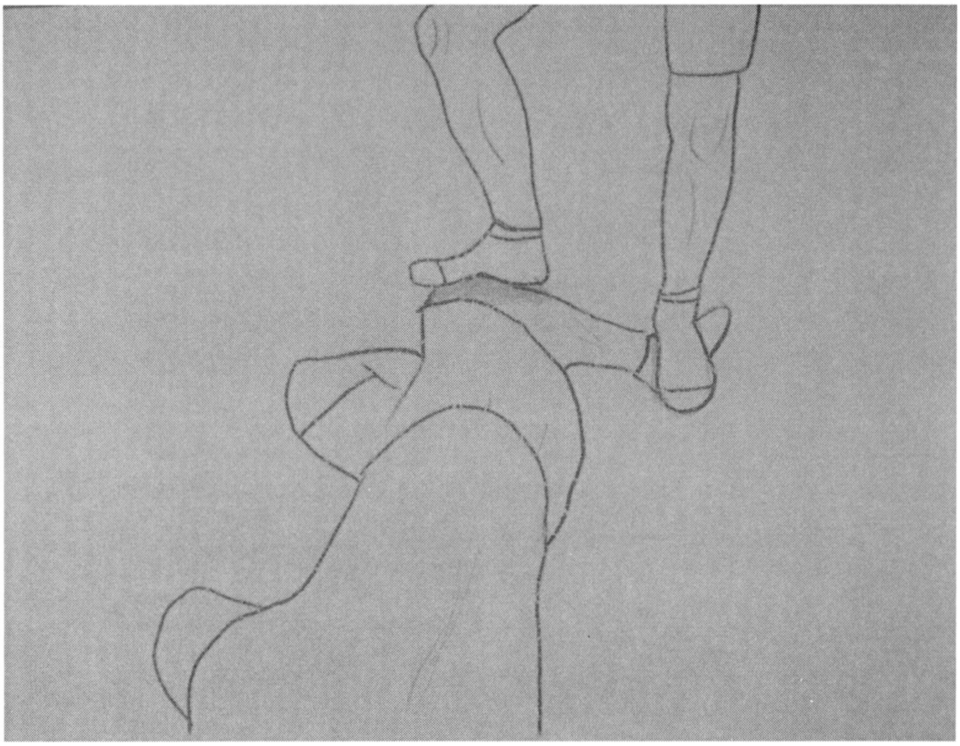

- 자 세: 측와위
- 고정점: 복숭아뼈 외측
- 작용점: 무릎 측부(족삼리)
- 시 술: 양손으로 봉을 잡고 서서 한발로 발목 외측부분을 고정하고 다른 발로 무릎아래(족삼리) 측면을 자극한다.
- 효 과: 아킬레스건과 장단지근을 이완
- 작용근 및 신경부위: 온종아리신경 및 긴종아리근

2) 수장 밟고 상박근 밟기를 위한 근육 해부도

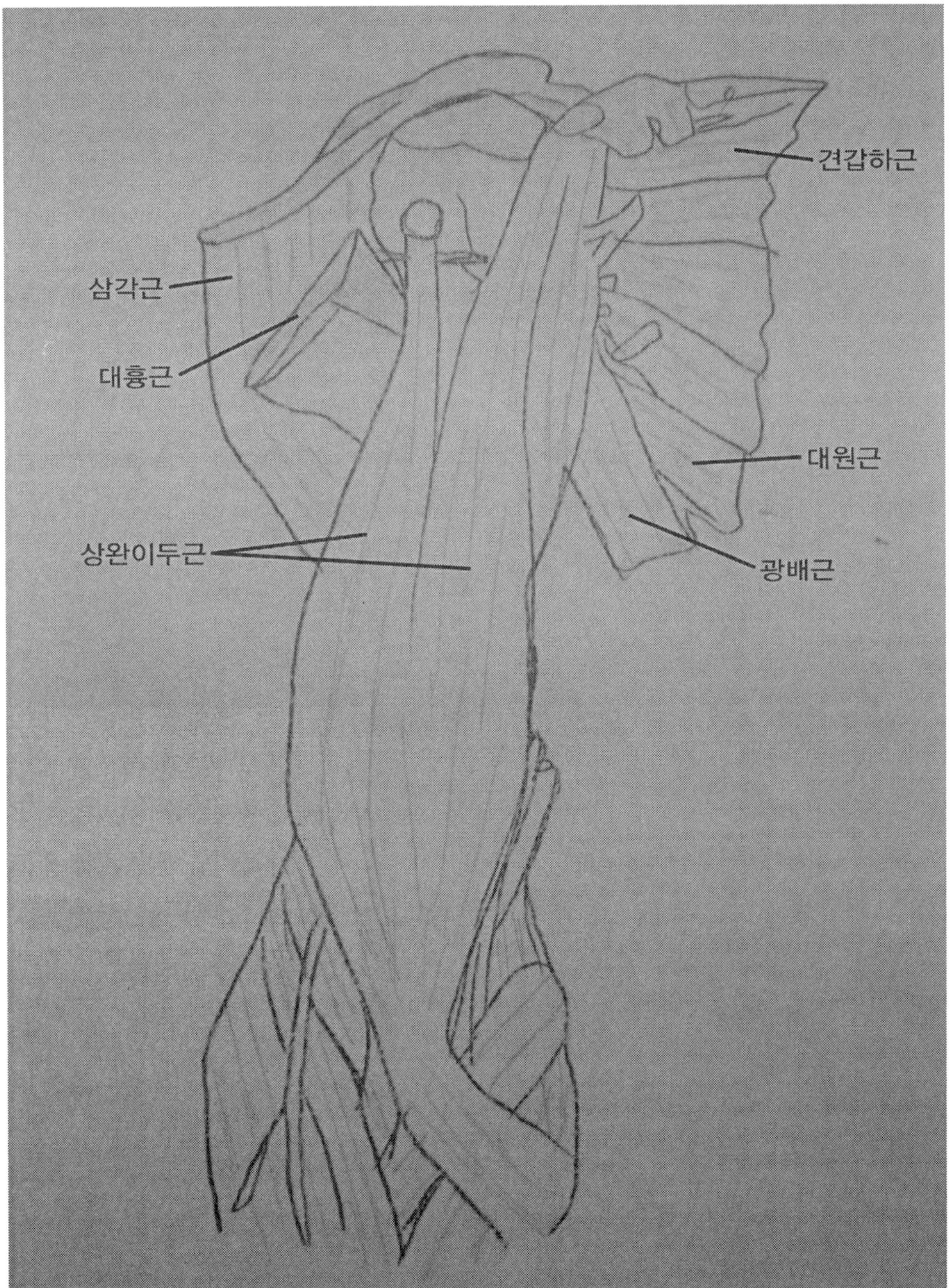

(1) 무릎 고정 둔부 자극하기

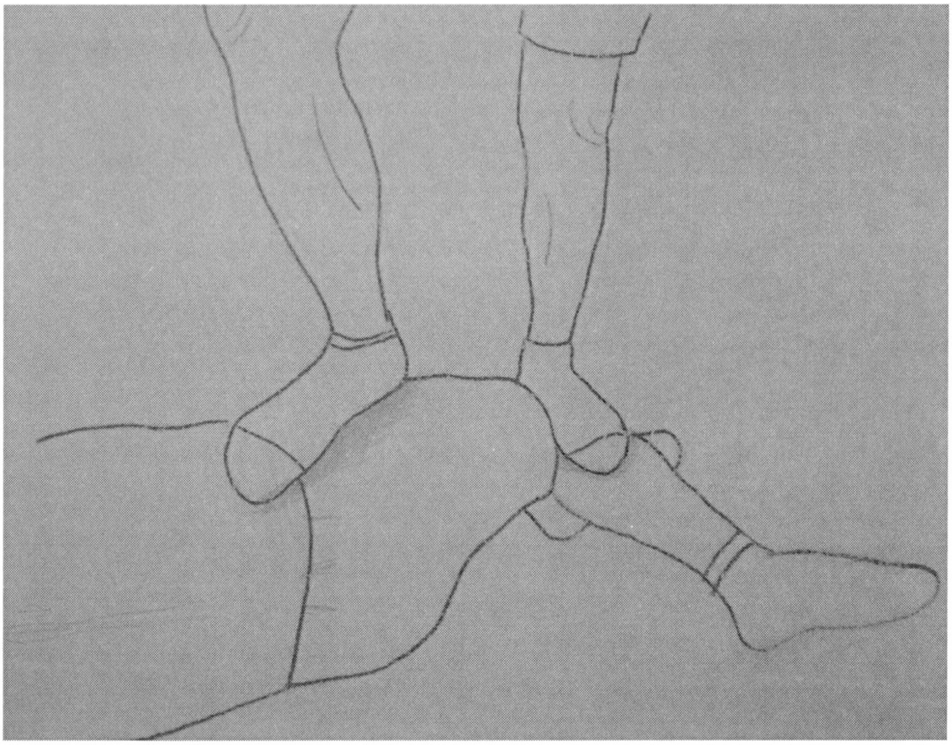

- 자　세: 측와위
- 고정점: 외슬
- 작용점: 골반 측부
- 시　술: 양손으로 봉을 잡고 서서 한발로 무릎 외측부분에 고정하고 다른 발로 둔부 측면을 자극한다.
- 효　과: 측면 요통 시 통증 완화
- 작용근 및 신경부위: 볼기널 힘줄 및 두렁신경

(2) 수장 밟고 상박근 자극하기

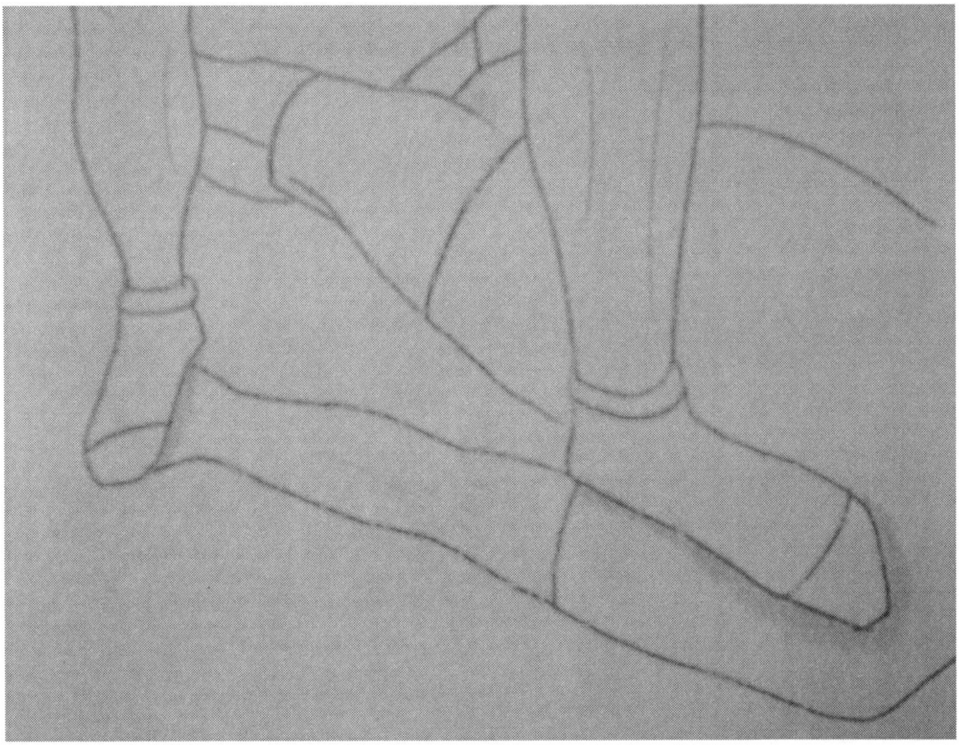

- 자　세: 앙와위
- 고정점: 손바닥
- 작용점: 상박근(이두근 및 견관절)
- 시　술: 양손으로 봉을 잡고 서서 한발로 손바닥을 고정한 후 다른 발로 어깨뼈와 상박부위를 자극한다.
- 효　과: 오십견 및 반복적 동작의 피로예방
- 작용근 및 신경부위: 위팔두갈래근 짧은 갈래 및 지신경

(3) 수장 고정 위팔 두갈래 자극하기

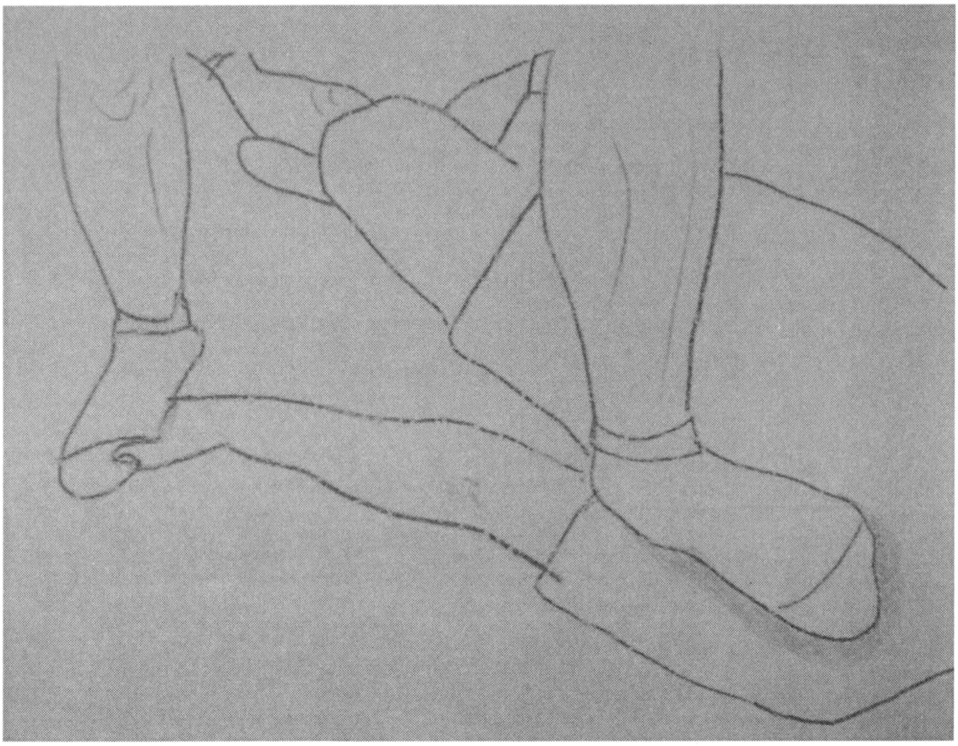

- 자　세: 앙와위
- 고정점: 손바닥
- 작용점: 상박근(이두근 및 견관절)
- 시　술: 양손으로 봉을 잡고 서서 한발로 손바닥을 고정한 후 다른 발로 겨드랑이와 액와를 자극한다.
- 효　과: 오십견 및 반복적 동작의 피로예방
- 작용근 및 신경부위: 위팔두갈래근 짧은 갈래 및 지신경

(4) 고관절 고정 반상박 자극하기

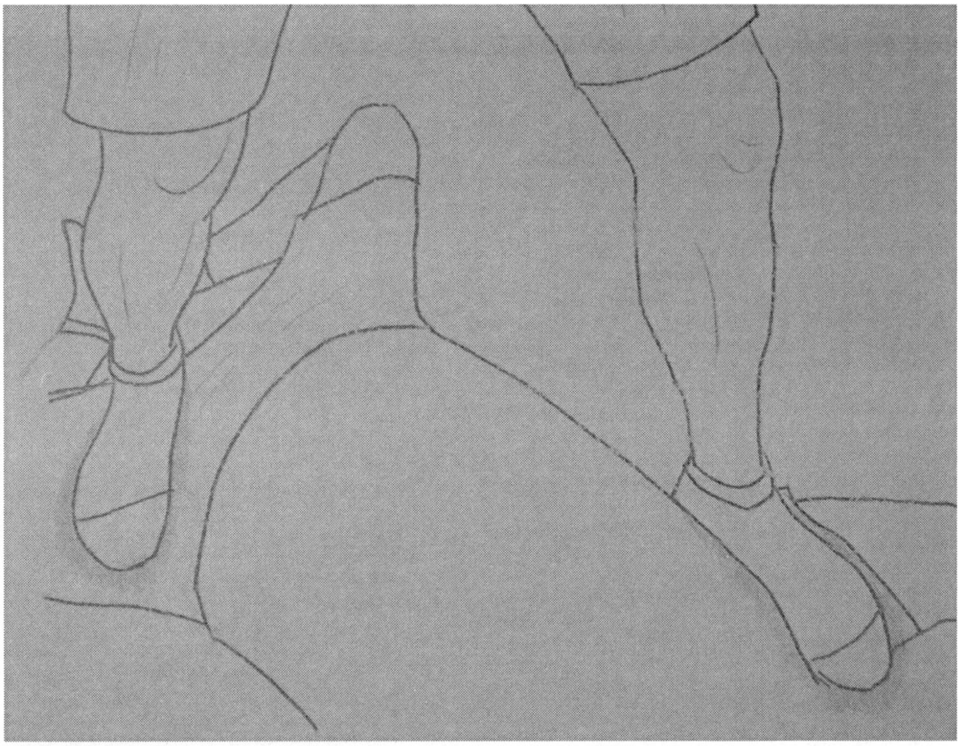

- 자　세: 앙와위
- 고정점: 고관절 및 대퇴 상부
- 작용점: 반대쪽 상박(이두근)
- 시 술: 한발로 대퇴골두(고관절)안쪽을 고정한 후 다른 발로 반대쪽 어깨와 상박을 자극 한다.
- 효　과: 삼두근 안쪽부위 통증 완화
- 작용근 및 신경부위: 팔세갈래근 긴갈래 및 겨드랑 신경

(3) 견관절 해부도

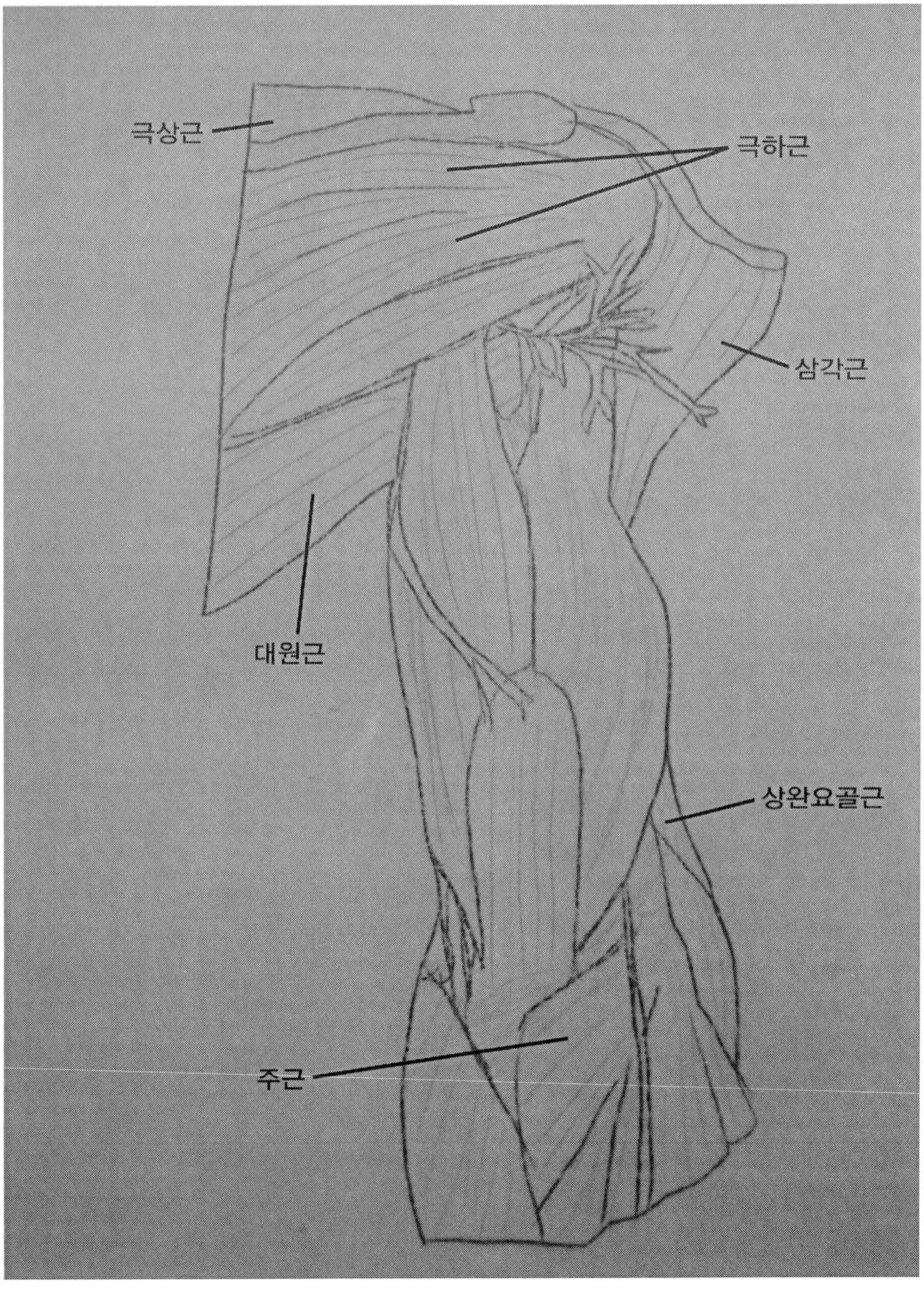

(1) 고관절 고정 겨드랑 신경 자극하기

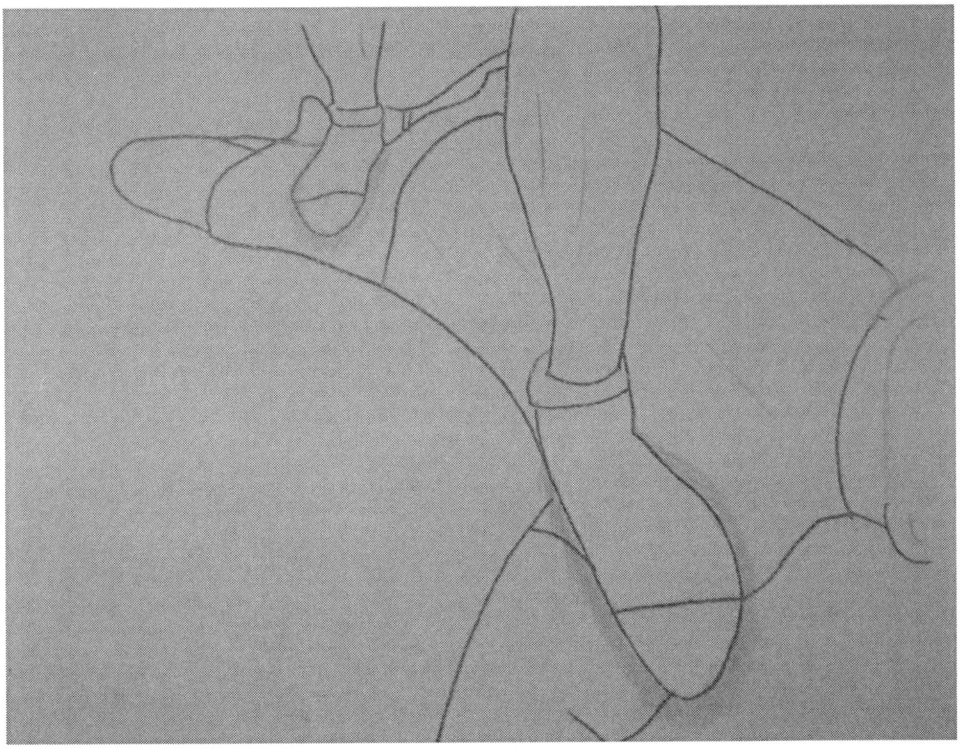

- 자　세: 앙와위
- 고정점: 고관절 및 대퇴 상부
- 작용점: 같은쪽 상박(이두근)
- 시 술: 한발로 대퇴골두(고관절)안쪽을 고정한 후 다른 발로 같은쪽 어깨와 상박을 자극 한다.
- 효　과: 골반 틀림 및 오십견
- 작용근 및 신경부위: 부리위팔근 및 겨드랑신경

(2) 고관절 고정 부리위팔근 자극하기

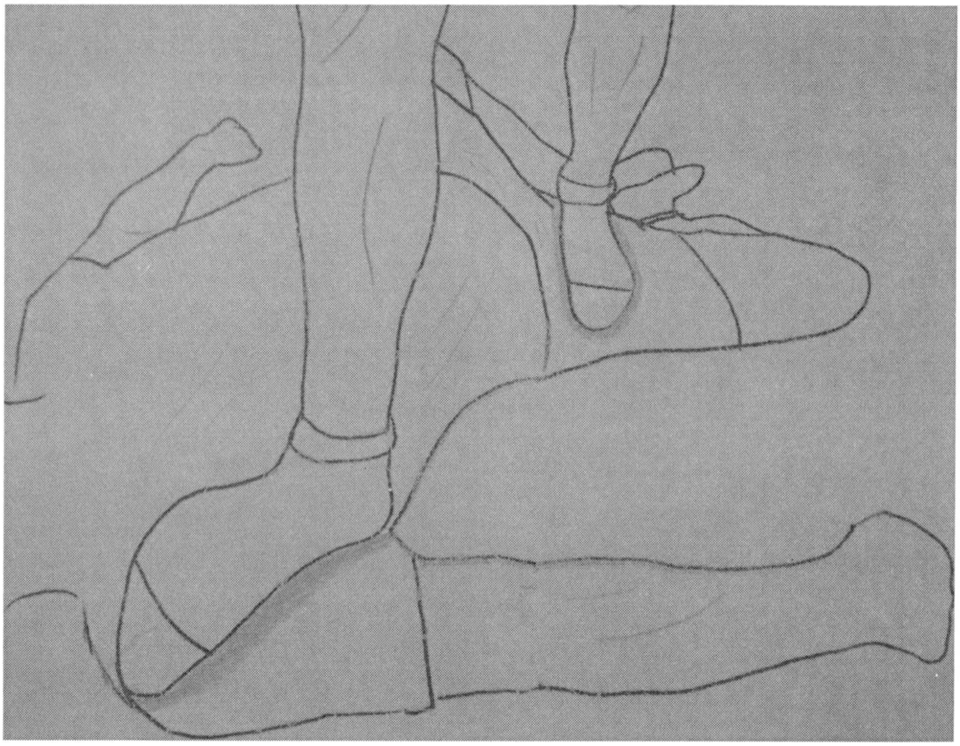

- 자　세: 앙와위
- 고정점: 고관절 및 대퇴 상부
- 작용점: 같은쪽 상박(이두근)
- 시　술: 한발로 대퇴골두(고관절)안쪽을 고정한 후 다른 발로 같은쪽 어깨와 상박을 자극 한다.
- 효　과: 액와부위 및 어깨 통증 완화
- 작용근 및 신경부위: 부리위팔근 및 겨드랑신경

(3) 골반 고정 겨드랑이 신경 자극하기

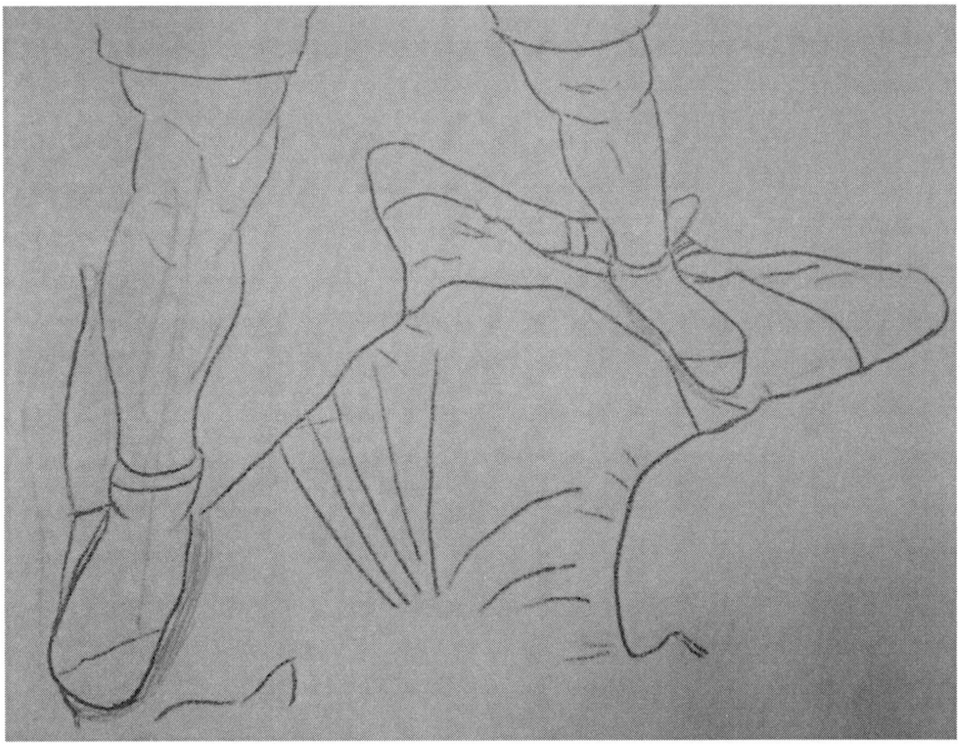

- 자 세: 앙와위
- 고정점: 고관절 및 대퇴 상부
- 작용점: 반대쪽 상박(이두근)
- 시 술: 한발로 대퇴골두(고관절)안쪽을 고정한 후 다른 발로 반대쪽 어깨와 상박을 자극 한다.
- 효 과: 골반과 어깨부위를 대각선방향으로 이완 효과
- 작용근 및 신경부위: 부리위팔근 및 겨드랑신경

(4) 족저 고정 족모지 복부 자극

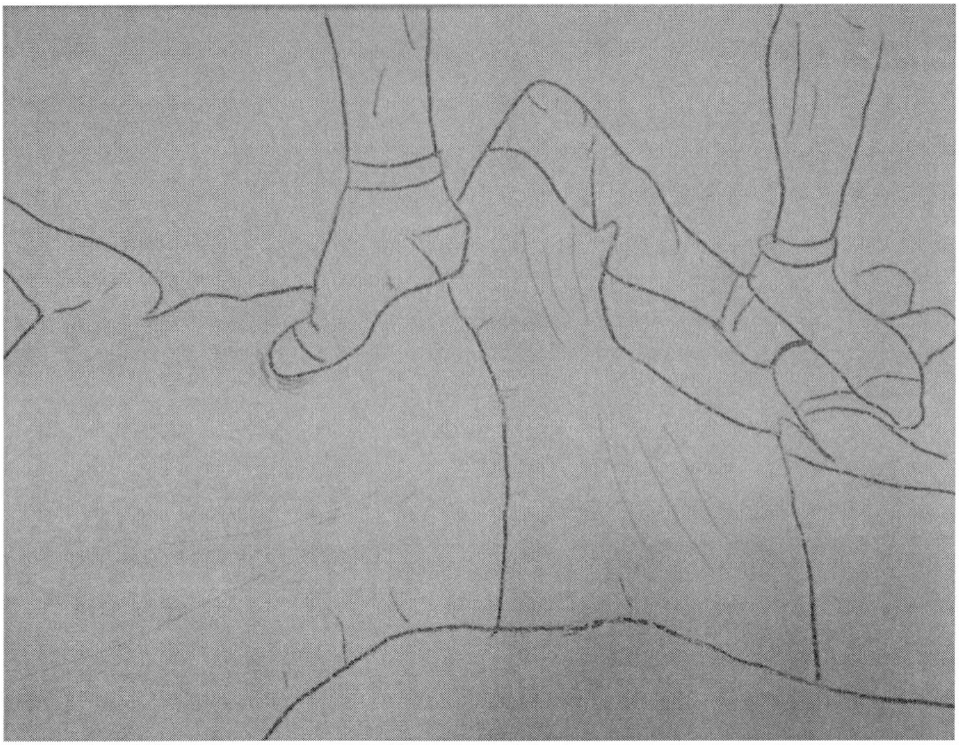

- 자　세: 앙와위
- 고정점: 양발
- 작용점: 명치
- 시　술: 피술자는 발바닥을 모으고 앙와위 자세를 취하면 시술자는 한발로 양 발바닥을 동시에 고정한 후 다른 발로 명치 아래 복부를 누른다.
- 효　과: 소화불량시 효과
- 작용근 및 신경부위: 앞미주신경 줄기

(5) 족저 고정 결장 자극하기

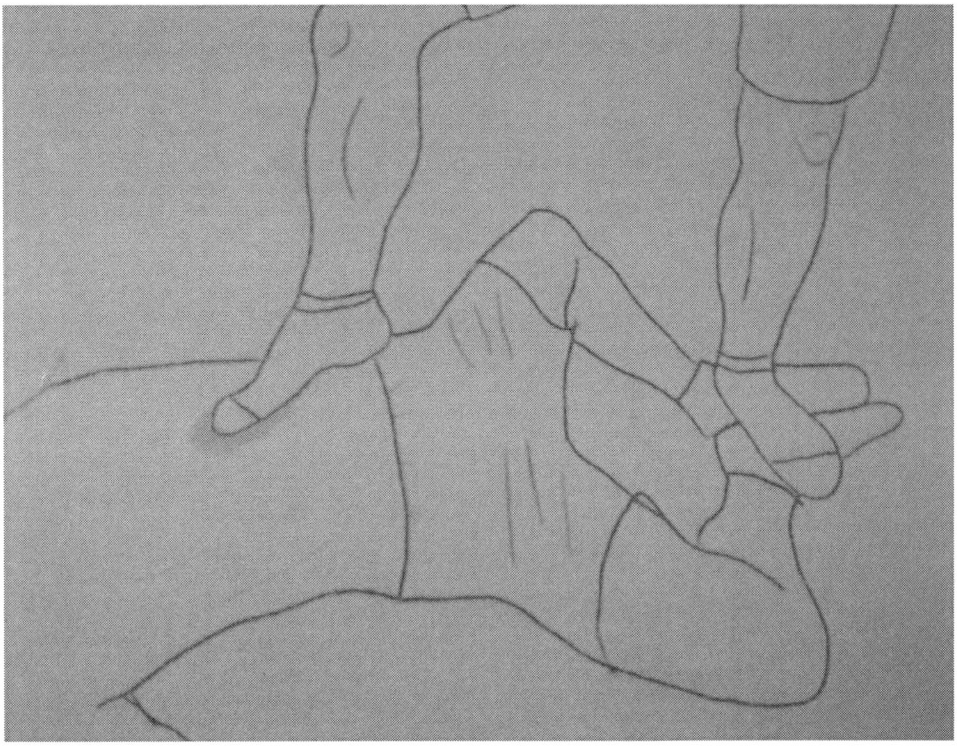

- 자　세: 앙와위
- 고정점: 양발
- 작용점: 명치
- 시　술: 피술자는 발바닥을 모으고 앙와위자세를 취하면 시술자는 한발로 양 발바닥을 동시에 고정한 후 다른 발로 명치 아래 복부의 횡행결장과 하행결장을 누른다.
- 효　과: 소화불량
- 작용근 및 신경부위: 앞미주신경 줄기

(6) 족저 고정 서혜부인대 자극하기

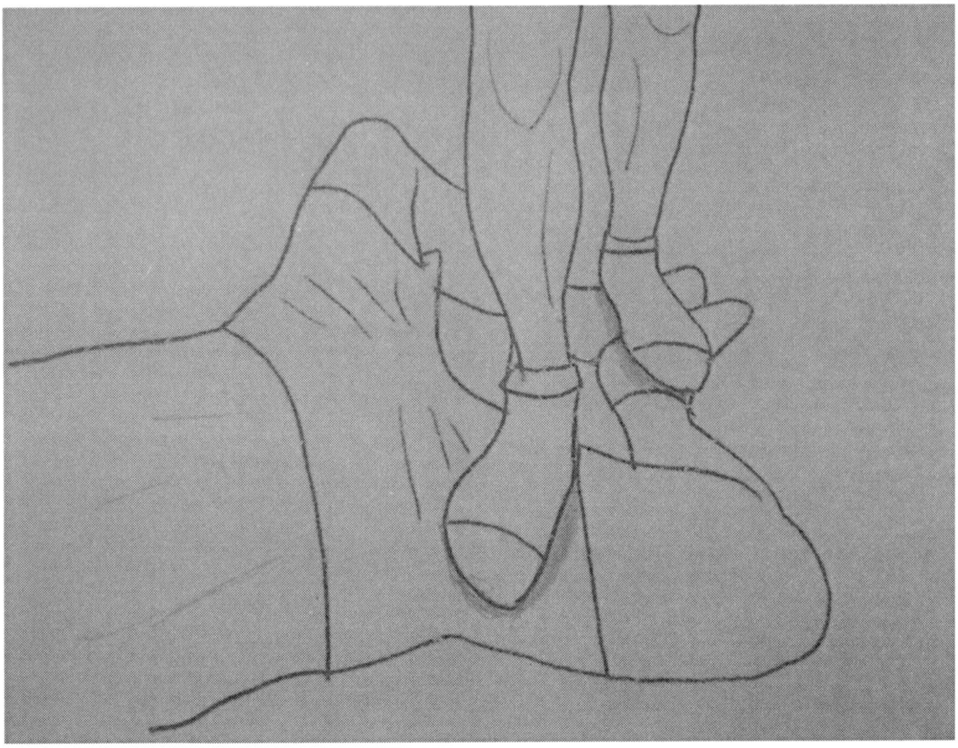

- 자　세: 앙와위
- 고정점: 양발
- 작용점: 안쪽 대퇴근
- 시　술: 피술자는 발바닥을 모으고 앙와위 자세를 취하면 시술자는 한발로 양 발바닥을 동시에 고정한 후 다른발로 대퇴 안쪽을 누른다.
- 효　과: 0 자 무릎 교정
- 작용근 및 신경부위: 넙다리 신경 및 큰곧음근

(7) 족저 고정 넙다리 자극하기

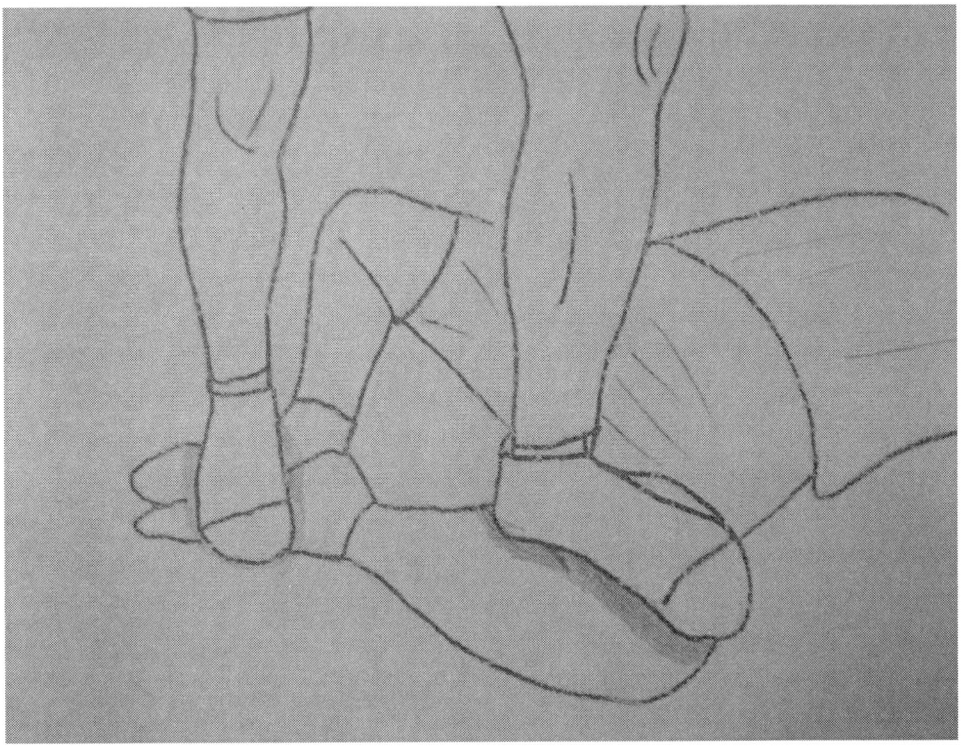

- 자　세: 앙와위
- 고정점: 양발
- 작용점: 무릎안쪽 및 비복근
- 시　술: 피술자는 발바닥을 모으고 앙와위 자세를 취하면 시술자는 한발로 양 발바닥을 동시에 고정한 후 다른 발로 무릎 안쪽을 누른다.
- 효　과: 0 자 무릎 교정
- 작용근 및 신경부위: 넙다리 신경 및 큰곧음근

(8) 외족 고정 내슬 자극하기

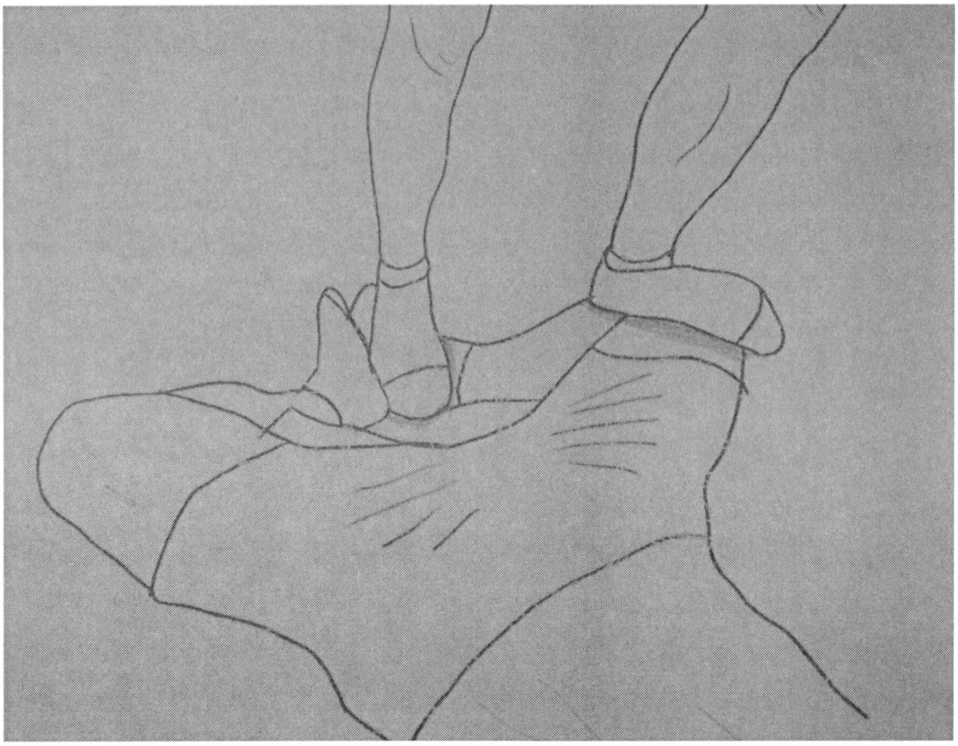

- 자　세: 앙와위
- 고정점: 양발
- 작용점: 무릎안쪽 및 비복근
- 시　술: 피술자는 발바닥을 모으고 앙와위 자세를 취하면 시술자는 한발로 양 발바닥을 동시에 고정한 후 다른 발로 무릎 안쪽을 누른다.
- 효　과: o자 무릎 교정
- 작용근 및 신경부위: 넙다리 신경 및 큰 곧음근

(9) 양슬 고정 양슬동시 자극하기

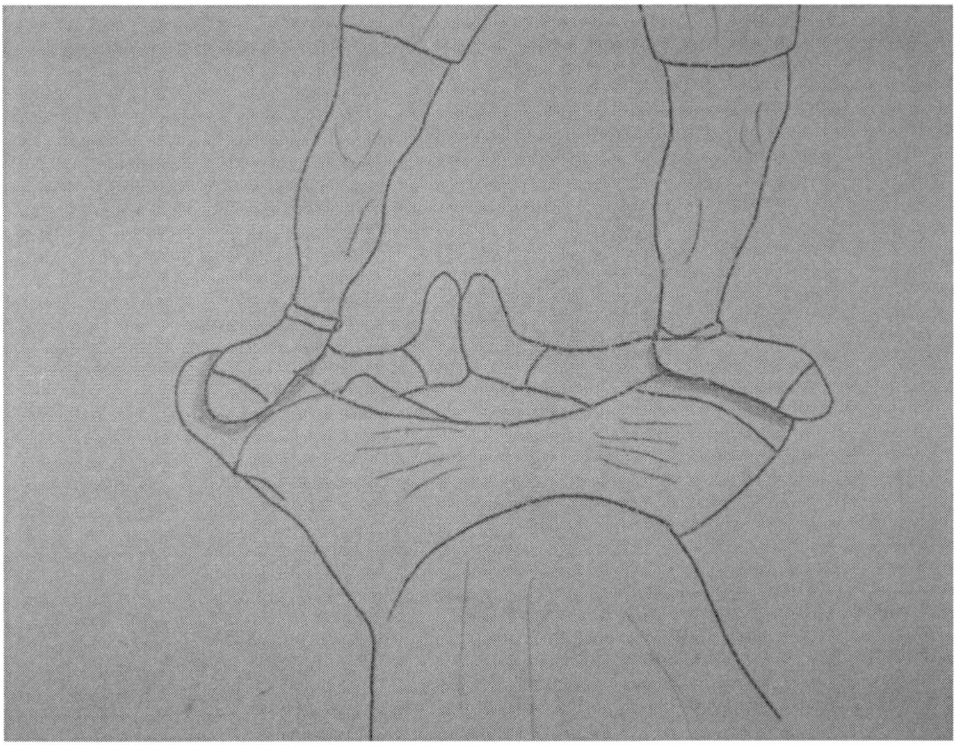

- 자　세: 앙와위
- 고정점: 양쪽 무릎
- 작용점: 양쪽 무릎
- 시　술: 피술자는 발바닥을 모으고 앙와위 자세를 취하면 시술자는 양쪽 무릎에 동시에 올라가 반동을 주면서 체중이동 자극을 주도록 한다.
- 효　과: 골반교정
- 작용근 및 신경부위: 안오금근 및 두렁신경

(10) 내슬 고정 서혜부인대 자극하기

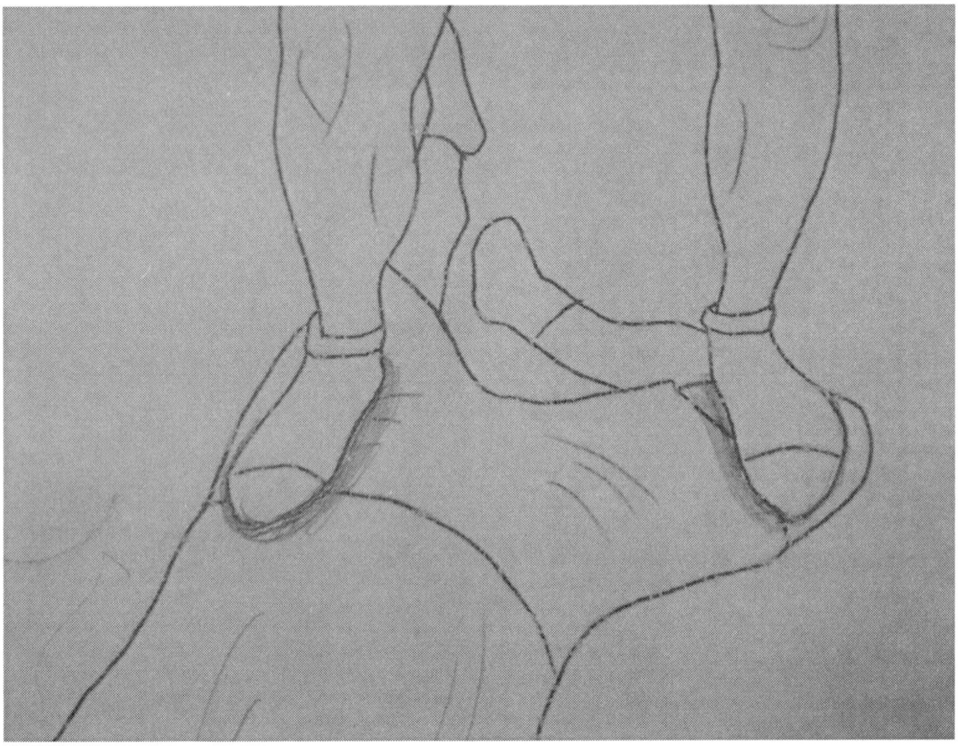

- 자　세: 앙와위
- 고정점: 안쪽 무릎
- 작용점: 대각선 골반
- 시　술: 한발로 무릎을 고정한 후 다른 발로 골반 측면을 자극한다.
- 효　과: 요추 교정
- 작용근 및 신경부위: 두덩정강근 및 두렁산경

(11) 족저 고정 양족 자극하기

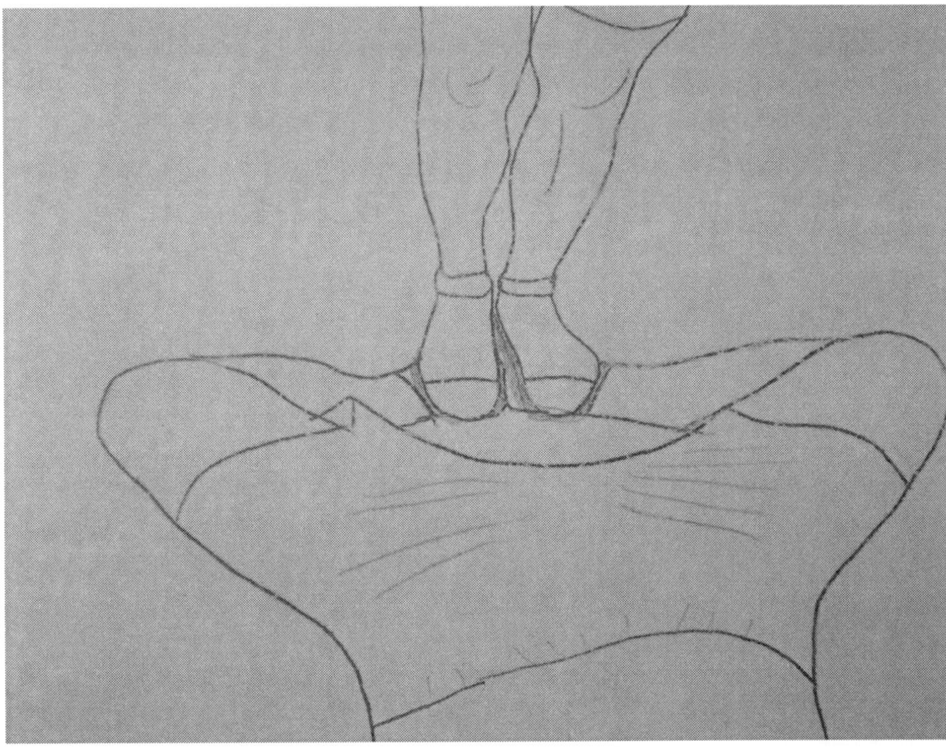

- 자 세: 앙와위
- 고정점: 양쪽 발바닥
- 작용점: 양쪽 발바닥
- 시 술: 피술자는 발바닥을 모으고 앙와위 자세를 취하면 시술자는 양쪽 발바닥에 동시에 올라가 반동을 주면서 체중이동 자극을 주도록 한다.
- 효 과: 엄지벌림근 이완
- 작용근 및 신경부위: 두렁신경 및 엄지벌림근

(12) 다리 고정 서혜부 인대 자극하기

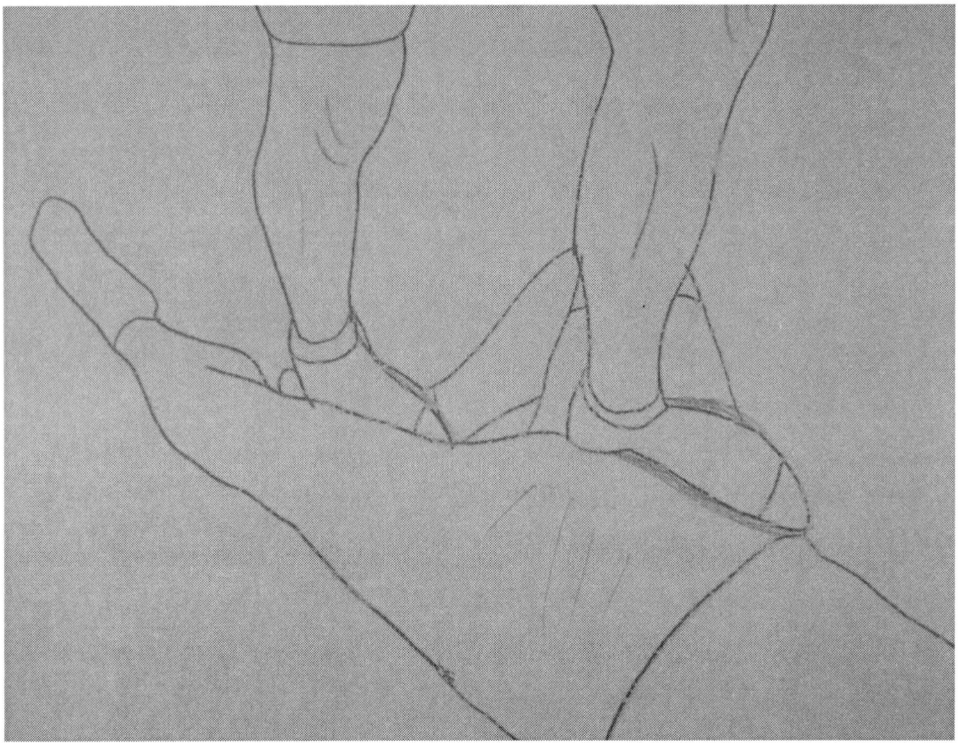

- 자 세: 앙와위
- 고정점: 접은 발바닥
- 작용점: 같은쪽 골반
- 시 술: 한발로 발바닥을 고정한 후 다른 발로 같은쪽 골반 측면을 자극한다.
- 효 과: 골반교정
- 작용근 및 신경부위: 두덩정강근 및 두렁산경

(13) 외족저 고정 내슬 자극하기

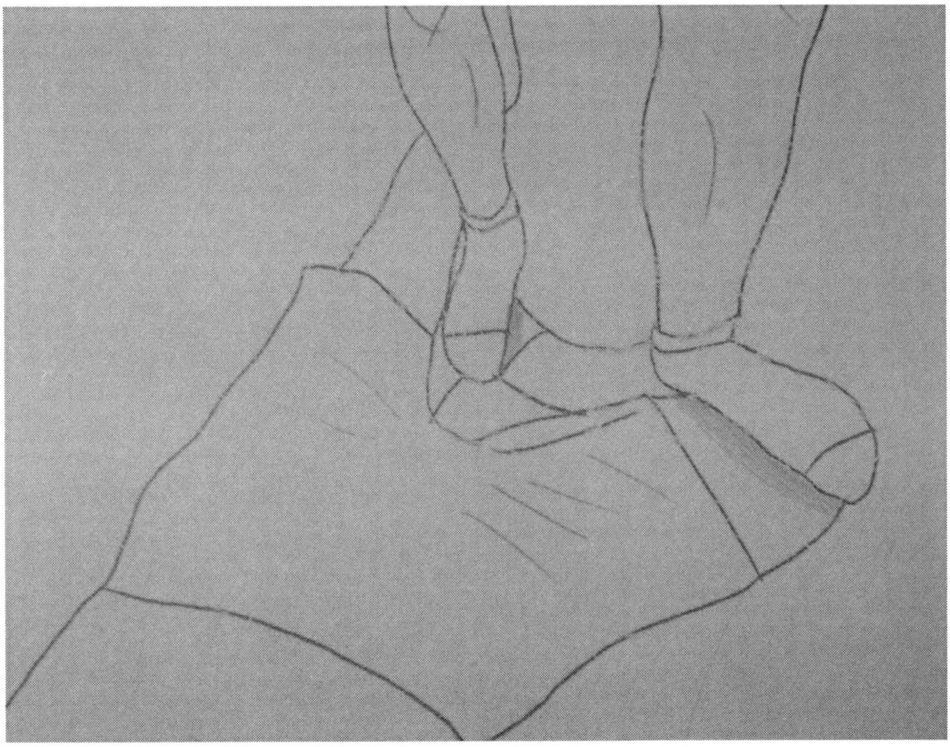

- 자　세: 앙와위
- 고정점: 접은 발바닥
- 작용점: 내측 무릎반
- 시　술: 한발로 발바닥을 고정한 후 다른 발로 같은쪽 무릎안쪽 측면을 자극한다.
- 효　과: 무릎내측인대 이완
- 작용근 및 신경부위: 안오금근 및 두렁신경

(14) 발등 고정 외슬 자극하기

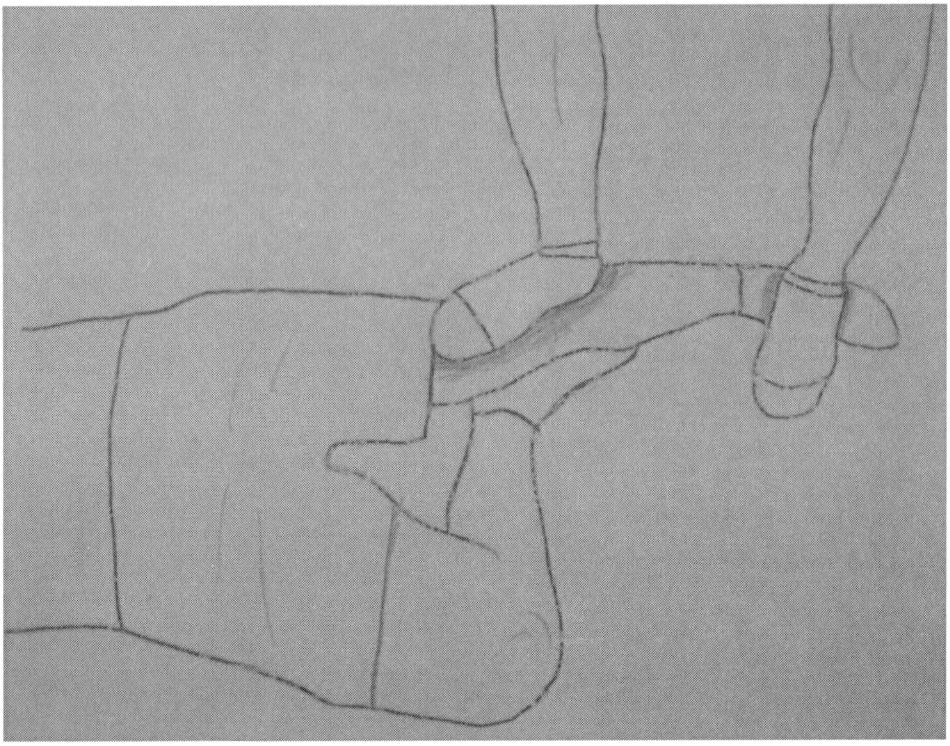

- 자　세: 앙와위
- 고정점: 발등
- 작용점: 무릎
- 시　술: 피술자는 뻗은 다리의 무릎아래에 반대발을 고이고, 시술자는 한 쪽발등을 고정한 후 다른 발은 무릎관절을 자극한다.
- 효　과: 외측 무릎 인대 이완
- 작용근 및 신경부위: 온종아리 신경 및 넓다리 두갈래근

(15) 외복사 고정 슬개 측부인대 자극하기

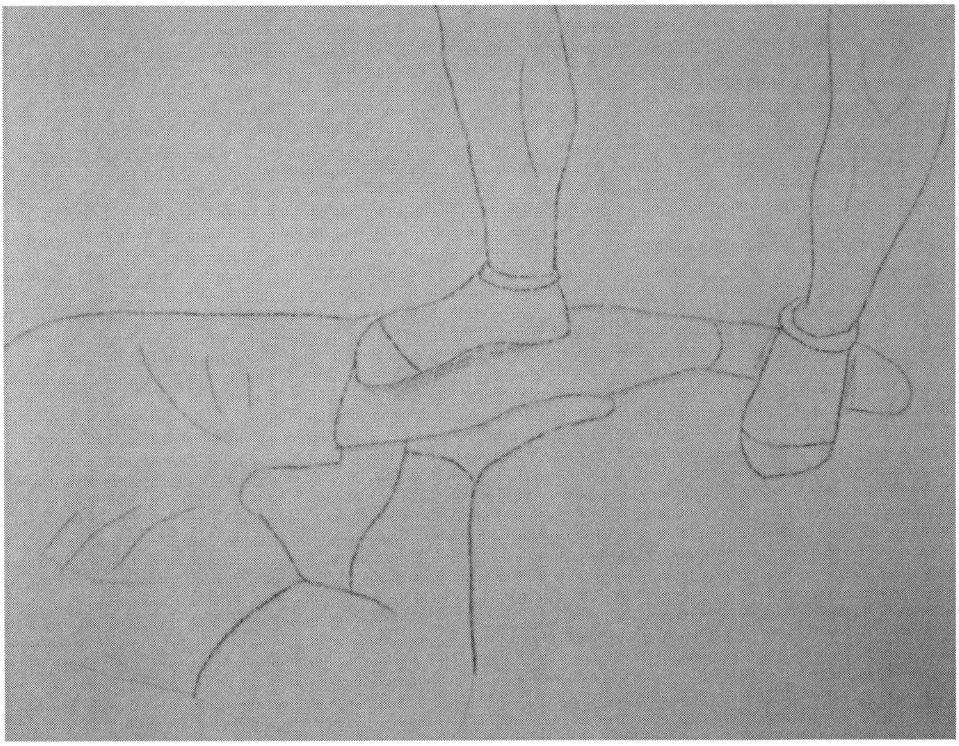

- 자　세: 앙와위
- 고정점: 발등(복숭아뼈)
- 작용점: 무릎외측
- 시　술: 피술자는 뻗은 다리의 무릎아래에 반대발을 고이고, 시술자는 한 쪽발등을 고정한 후 다른 발은 무릎관절 바깥쪽을 자극한다.
- 효　과: 외측 무릎 인대 이완
- 작용근 및 신경부위: 온종아리 신경 및 넓다리 두갈래근

(16) 외복사 상(上) 고정 서혜부 인대 자극하기

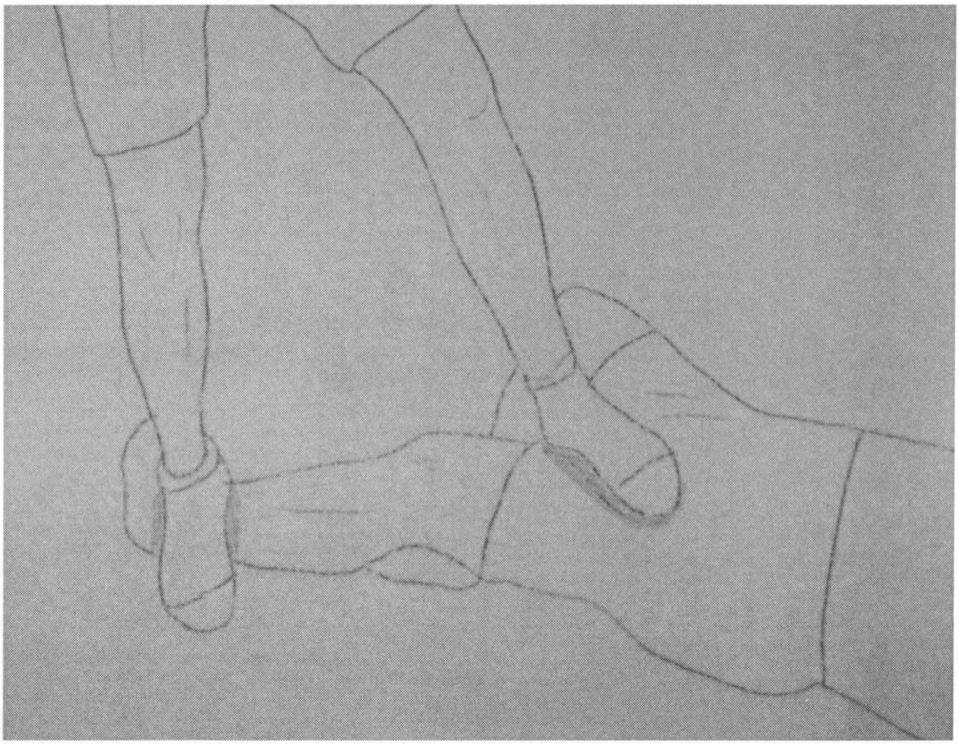

- 자　세: 앙와위
- 고정점: 발등
- 작용점: 무릎
- 시　술: 피술자는 뻗은 다리의 무릎아래에 반대발을 고이고, 시술자는 한쪽발등을 고정한 후 다른 발은 대퇴부 안쪽 서혜부 인대를 자극한다.
- 효　과: 서혜부 인대 이완
- 작용근 및 신경부위: 큰모음근 및 궁둥신경

(17) 외복사 고정 슬개 자극하기

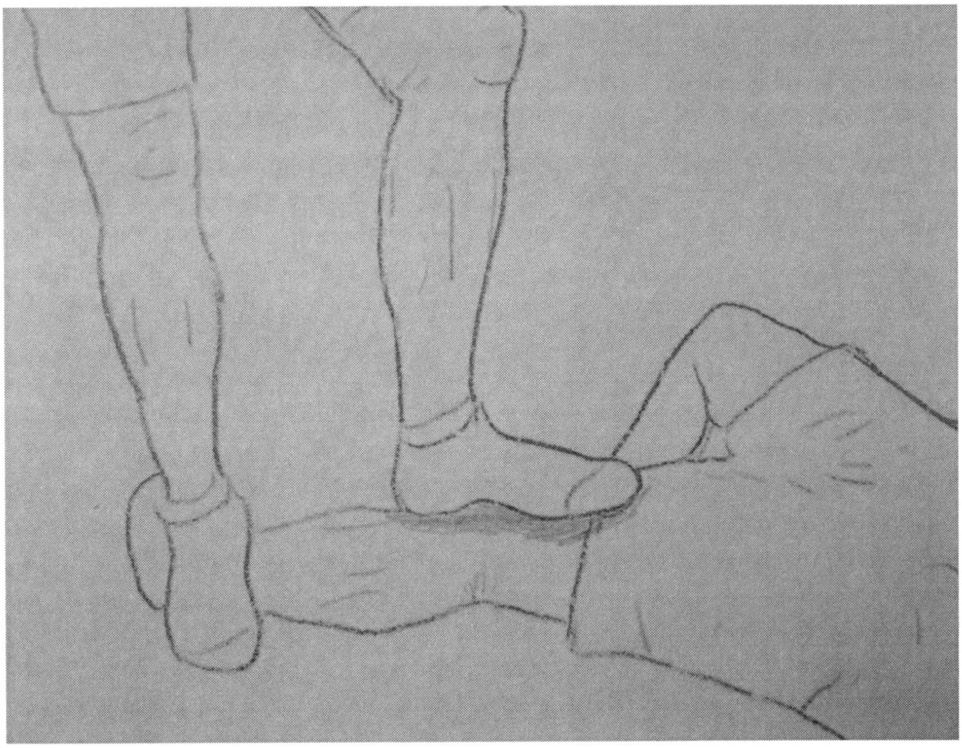

- 자　세: 앙와위
- 고정점: 발등(외복사)
- 작용점: 무릎
- 시　술: 피술자는 뻗은 다리의 무릎아래에 반대발을 고이고, 시술자는 한쪽발등을 고정하고 다른 발은 무릎관절(슬개골)을 자극한다.
- 효　과: 외측 무릎 인대 이완
- 작용근 및 신경부위: 온종아리 신경 및 넓다리 두갈래근

(18) 외발 내복사 뼈 자극하기

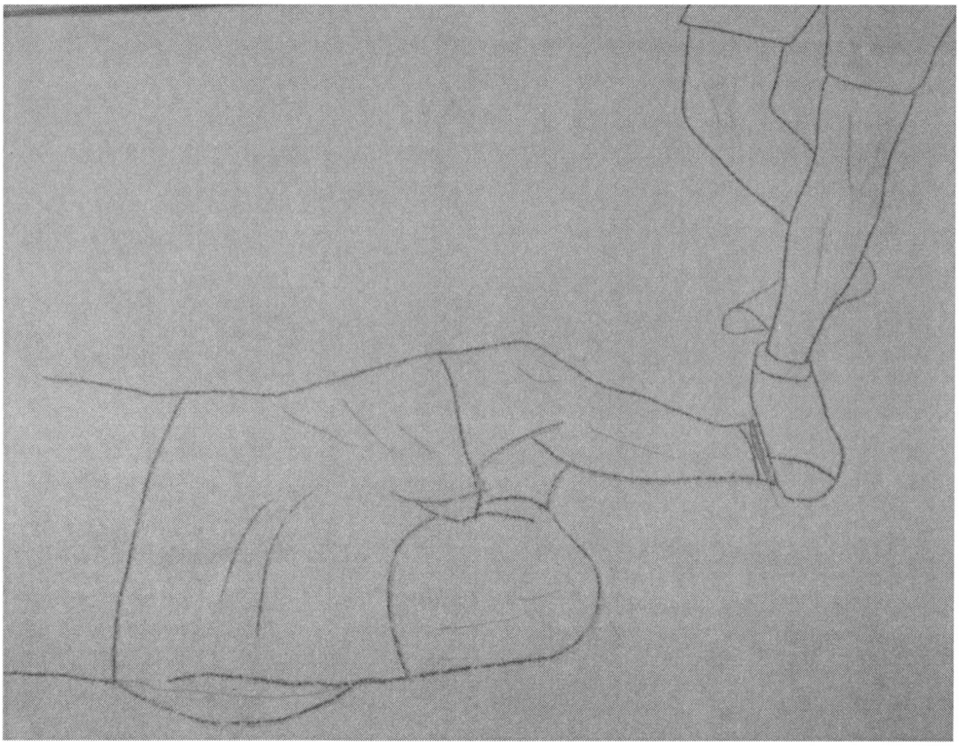

- 자 세: 앙와위
- 고정점: 바닥
- 작용점: 발목 안쪽
- 시 술: 피술자는 뻗은 다리의 무릎아래에 반대발을 고이고, 시술자는 한쪽발을 바닥에 고정하고 다른 발은 발목관절을 자극한다.
- 효 과: 발목 안쪽 인대 이완
- 작용근 및 신경부위: 두렁신경 및 아래 폄근 지지띠

(19) 내측 복사 고정 내슬 인대 자극하기

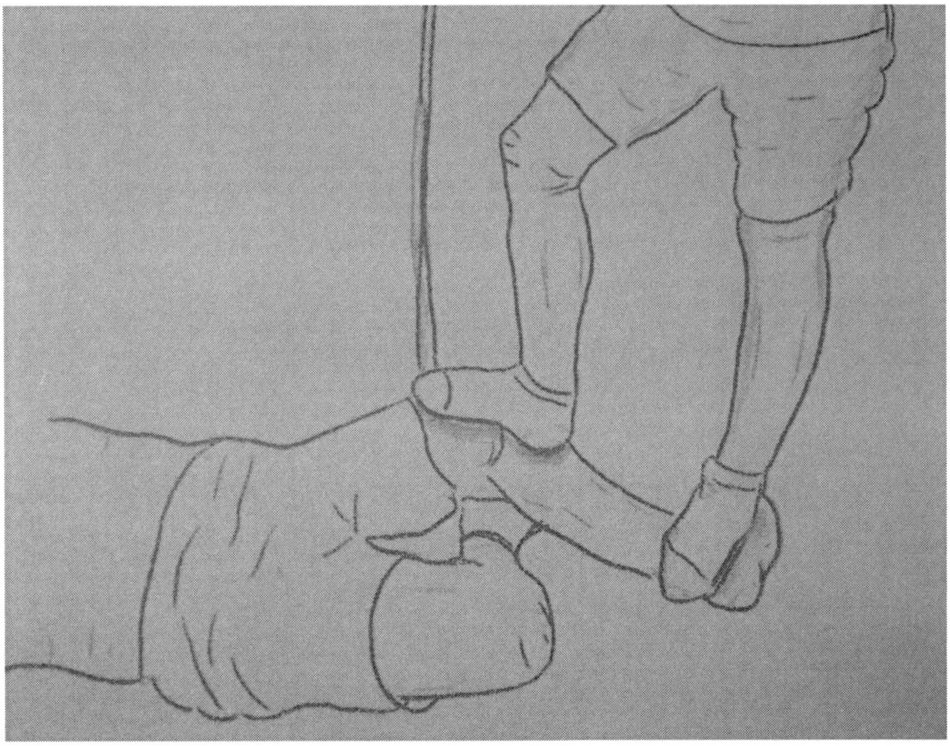

- 자　세: 앙와위
- 고정점: 발등
- 작용점: 무릎
- 시　술: 피술자는 뻗은 다리의 무릎아래에 반대발을 고이고, 시술자는 한쪽발등을 고정하고 다른 발은 무릎관절을 자극한다.
- 효　과: 외측 무릎 인대 이완
- 작용근 및 신경부위: 두렁신경 및 내측 무릎 인대

(20) 외복사 고정 외슬 자극하기

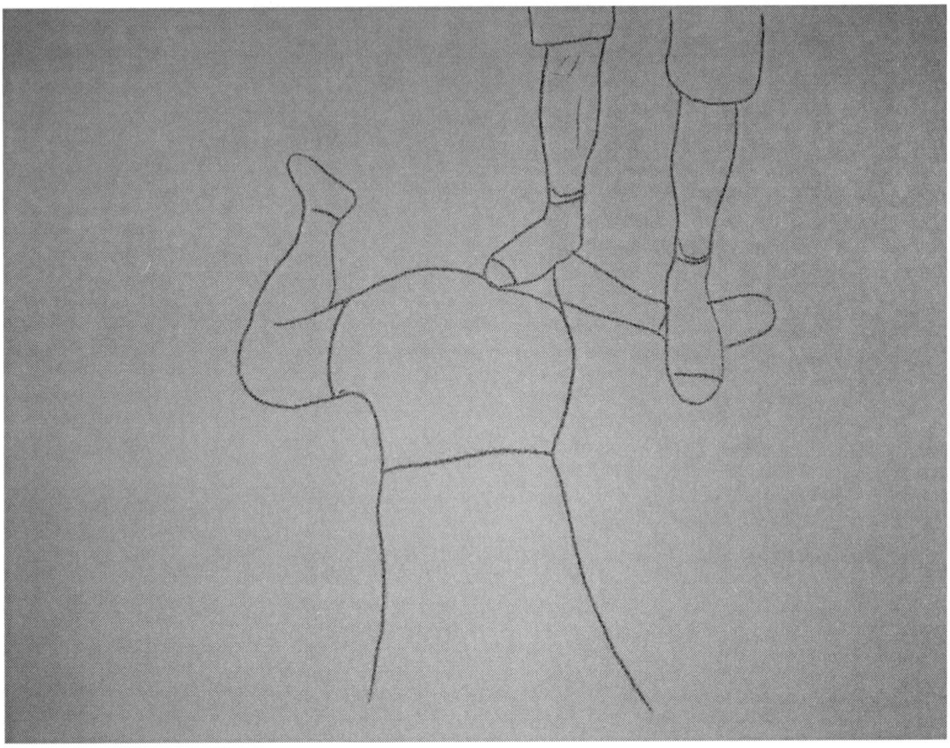

- 고정점: 종골
- 작용점: 외슬상하
- 시 술: 양손에 봉을 잡고 왼발로 외복 사골을 고정한 후 오른발로 슬관절 상하를 자극한다.
- 효 과: 다리저림 및 가동범위 확대
- 작용근 및 신경부위: 온종아리 신경 및 외슬근

(21) 외복사 고정 엉덩근 자극하기

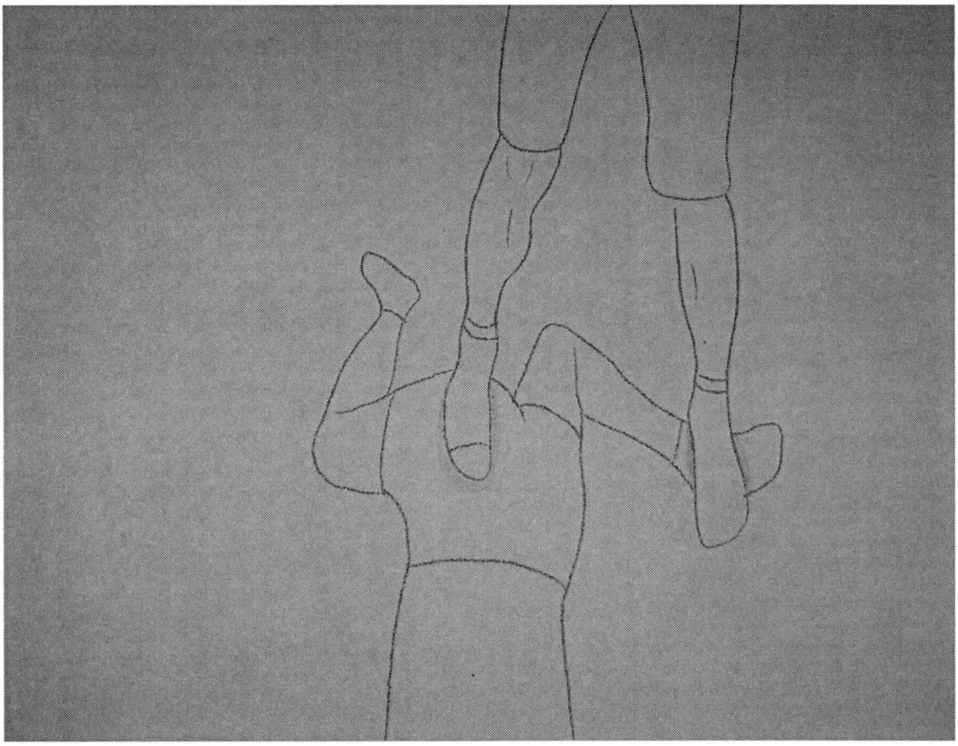

- 고정점: 왼쪽 종골
- 작용점: 오른쪽 둔부
- 시　술: 발로 발바닥을 고정한 후 다른 발로 반대쪽 둔부를 자극한다.
- 효　과: 둔부의 통증을 제거하며, 요 부위를 시원하게 한다.
- 작용근 및 신경부위: 둔근

(22) 족장 고정 후대퇴 자극하기

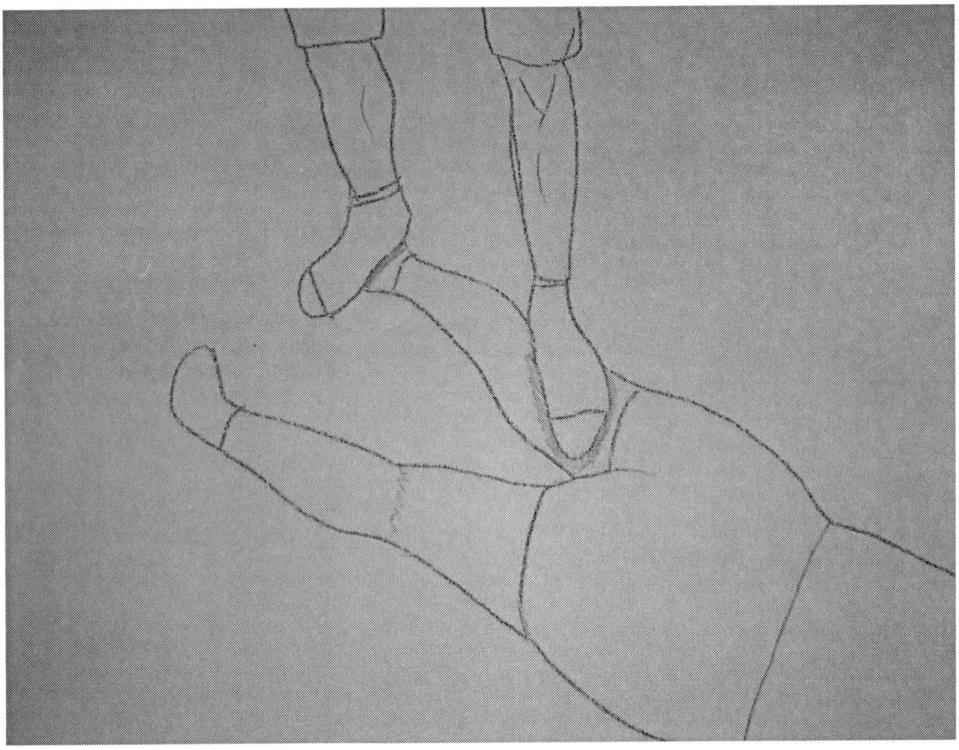

- 고정점: 좌측 발바닥
- 작용점: 좌측 후대퇴부
- 시　술: 양손으로 봉을 잡아 체중을 조절하고, 시술자의 체중을 오른발과 왼발로 이동하면서 자극한다. 이때 체중 이동 시 봉에 힘을 주어 체중을 분산시키도록 한다.
- 효　과: 발의 피로회복 및 대퇴부의 통증 제거역할을 한다.
- 작용근 및 신경부위: 대퇴근

(23) 외복사 고정 후대퇴 자극하기

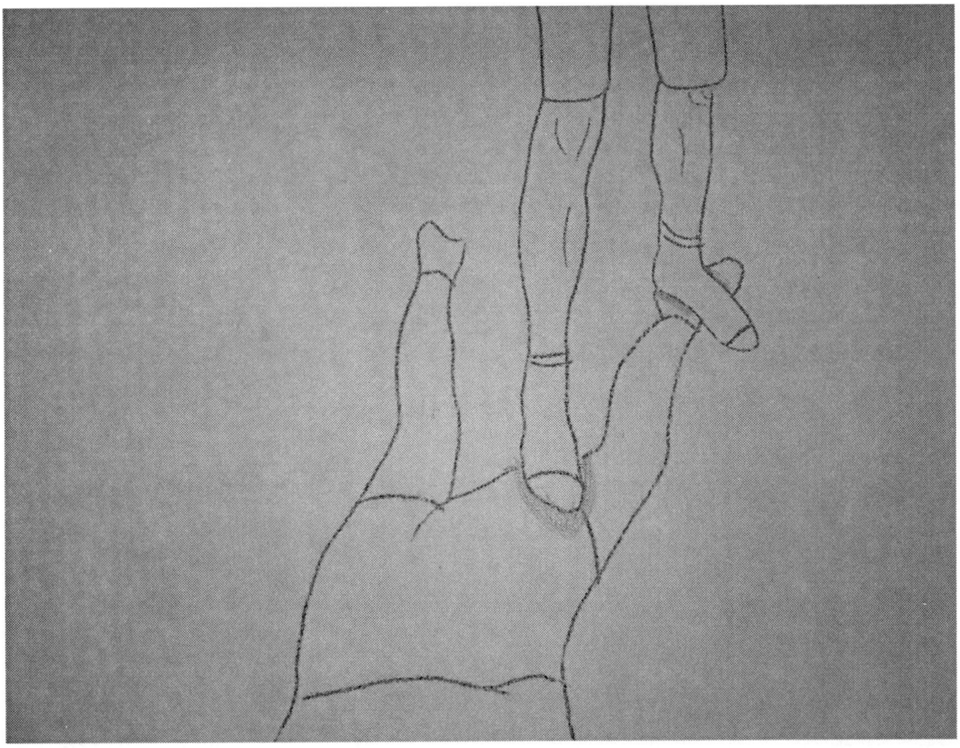

- 고정점: 왼쪽 후종골
- 작용점: 비복근~ 대퇴근
- 시 술: 양손으로 봉을 잡고 한쪽발바닥을 고정한 후 비복근부터 후대퇴부까지 자극을 하면 된다.
- 효 과: 다리의 저림현상 및 강직된 근육을 풀어낼 수 있다.
- 작용근 및 신경부위: 온종아리 신경 및 소둔근

(24) 대둔근 고정 엉덩근 자극하기

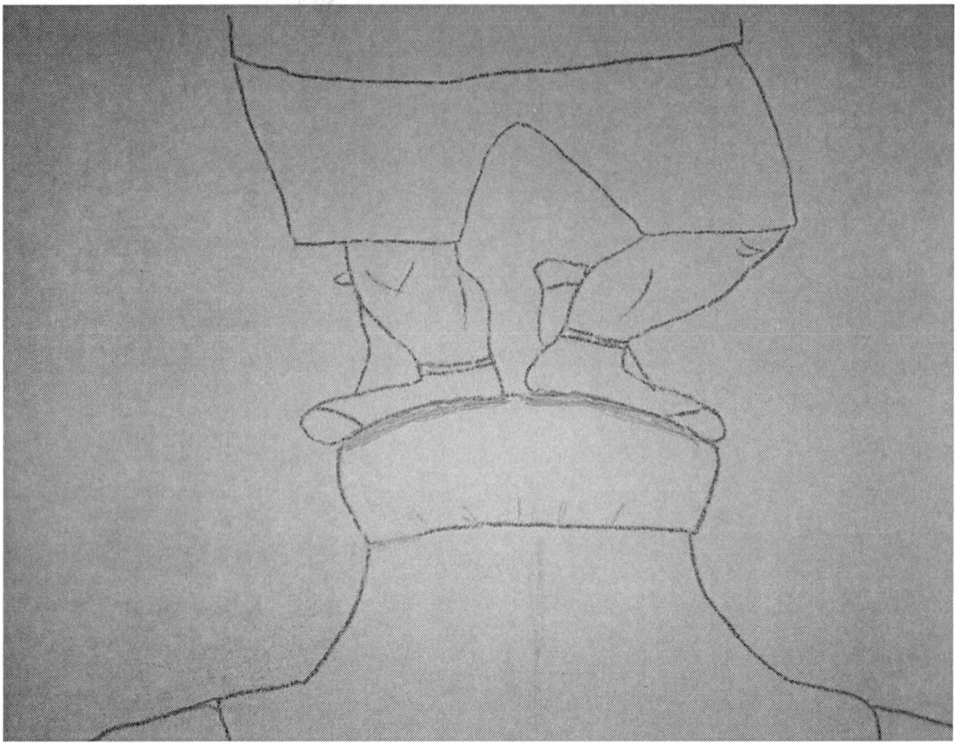

- 고정점: 둔부하
- 작용점: 둔부
- 시 술: 양손에 봉을 잡고 피술자의 둔부에 올라가 오른발 왼발 교차로 밟는다.
- 효 과: 둔부의 강직된 근육을 교차로 자극한다.
- 작용근 및 신경부위: 둔부

(25) 족장 고정 발바닥 자극하기

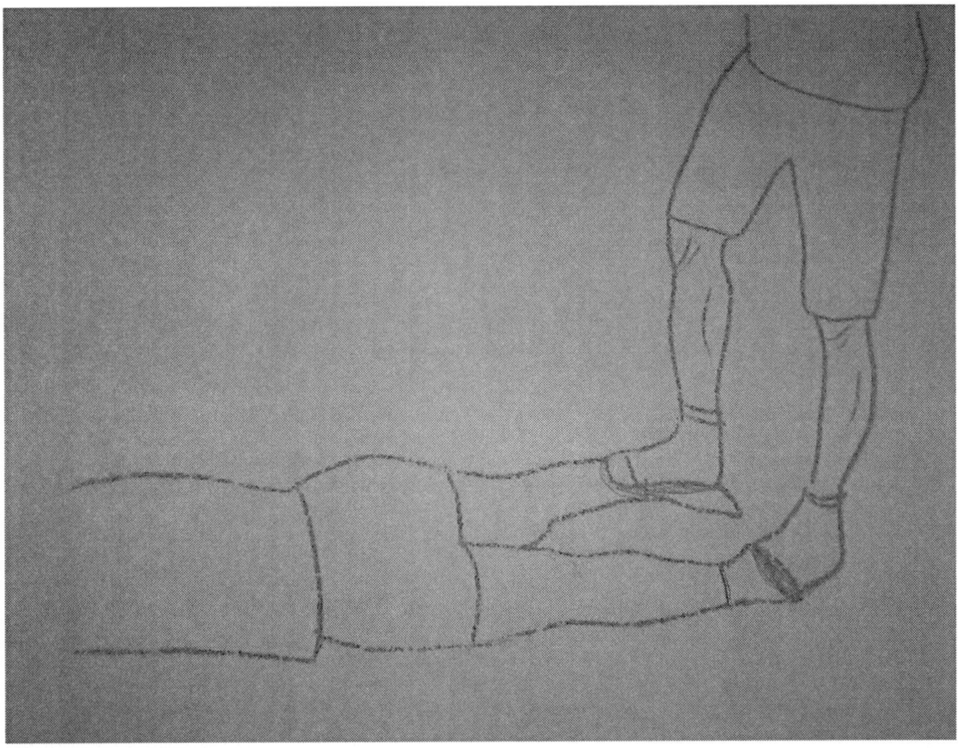

- 고정점: 족저근
- 작용점: 후종골, 중족골, 족지골
- 시 술: 시술자는 발끝을 이용하여 양발을 교차로 자극을 준다.
- 효 과: 발바닥에 있는 정맥혈을 자극하여 혈행 흐름을 좋게 한다.
- 작용근 및 신경부위: 족배근

(26) 내측 복사 고정 후종골 자극하기

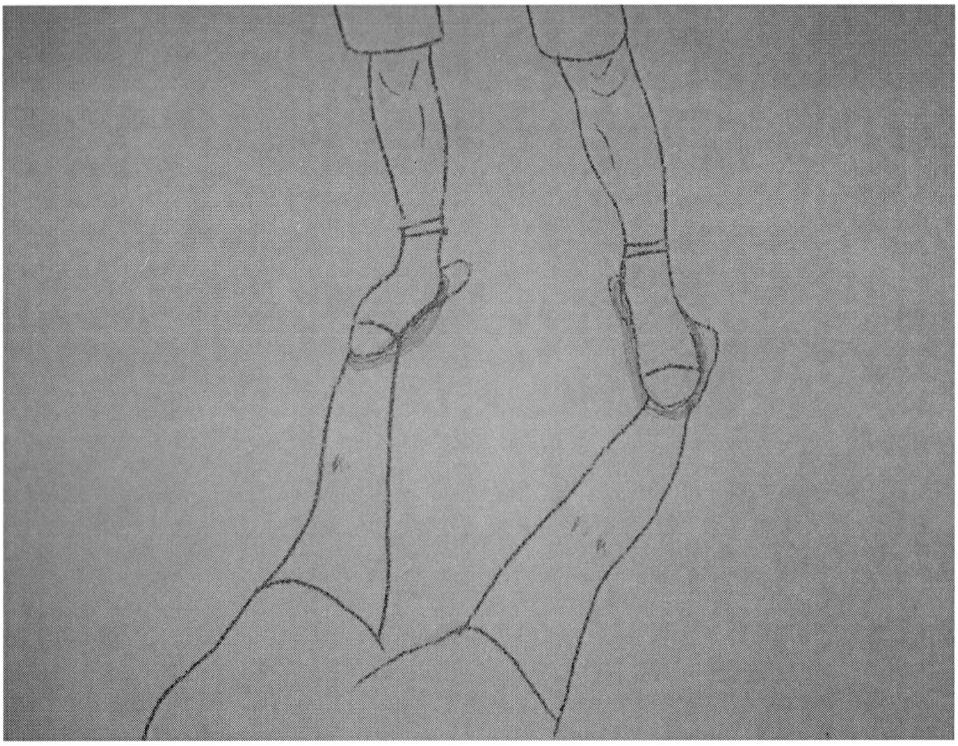

- 고정점: 내측 복숭아 뼈
- 작용점: 후종골
- 시 술: 양발을 사용하여 후종골과 아킬레스 건 부위를 밟는다.
- 효 과: 장딴지근의 당김현상을 완화시킬 수 있다.
- 작용근 및 신경부위: 엄지벌림근 및 두덩신경

(27) 외측 복사 고정 큰 모음근 자극하기

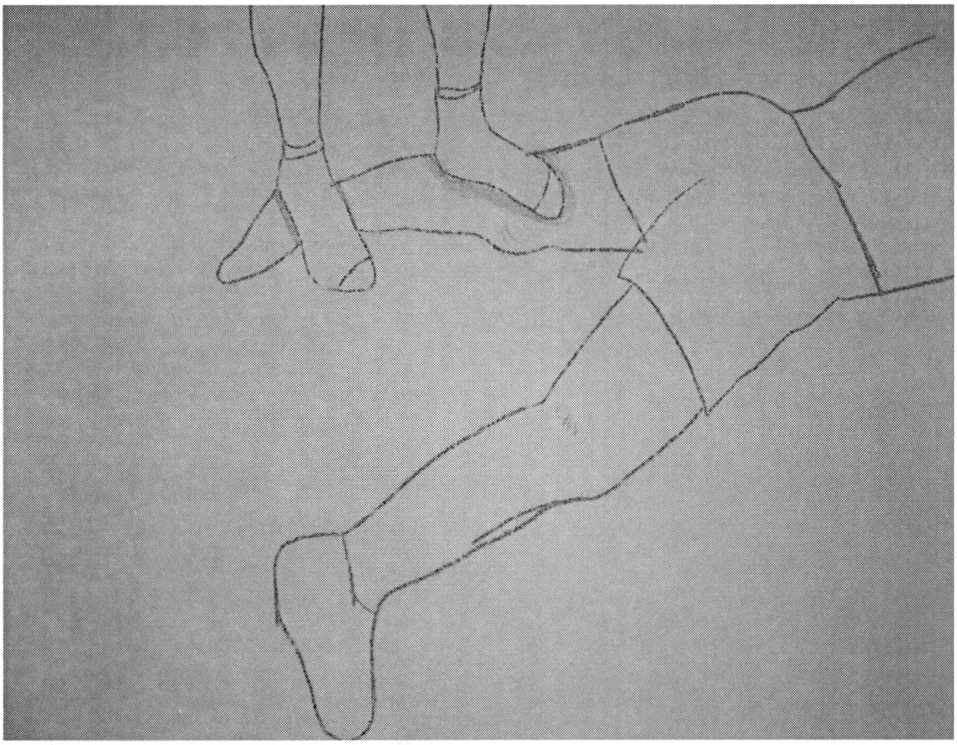

- 고정점: 족관절 및 내측 복숭아 뼈
- 작용점: 종아리 및 햄스트링
- 시　술: 한발로 안쪽 복숭아 뼈를 고정한 후 다른 발로 종아리부터 후대퇴부까지 자극을 한다.
- 효　과: 다리의 통증을 완화시켜주며, 근육속의 젖산을 배출하는데 효과적이다.
- 작용근 및 신경부위: 큰 모음근 및 뒤넙다리 피부신경

(28) 외복사 고정 반탁모양근 자극하기

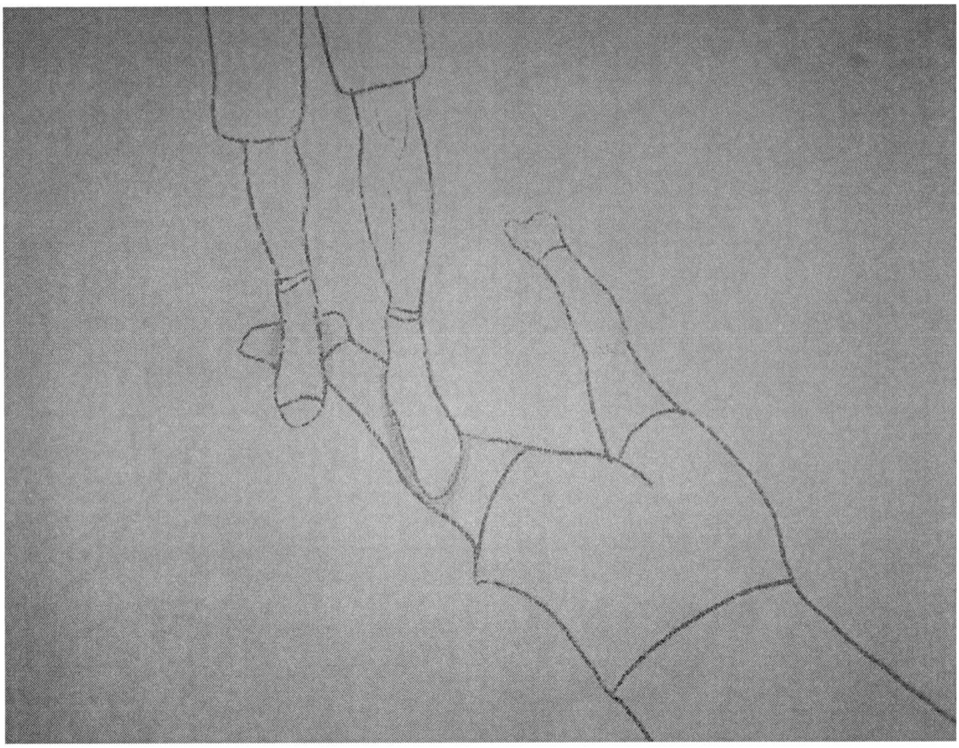

- 고정점: 우측 다리 외측 복숭아뼈
- 작용점: 비복근 및 후 대퇴부
- 시　술: 양손에 봉을 잡고 중심을 좌우발에 교대로 전달하면서 자극하는 방법이다.
- 효　과: 엉덩관절펴기 원활
- 작용근 및 신경부위: 반 힘줄 모양근 및 궁둥신경

(29) 외복사 고정 긴종아리근 자극하기

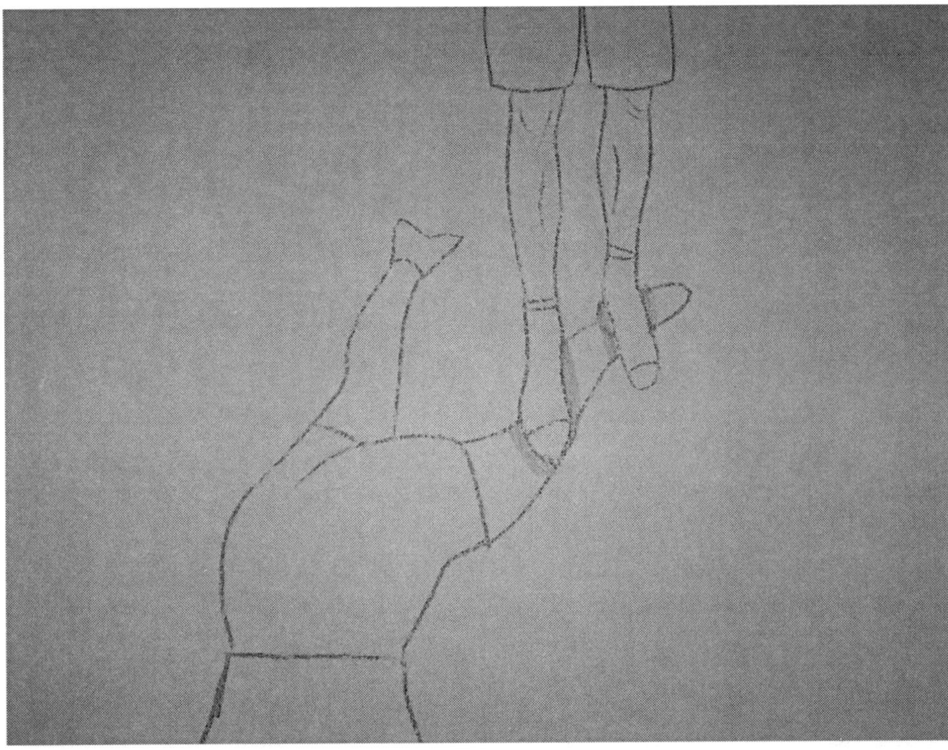

- 고정점: 우측 다리 외측 복숭아뼈
- 작용점: 비복근 및 후 대퇴부
- 시 술: 양손에 봉을 잡고 중심을 좌우발에 교대로 전달하면서 자극하는 방법이다.
- 효 과: 뒤꿈치 움직임 원활
- 작용근 및 신경부위: 가자미근 및 얕은 종아리 신경

(30) 내복사 고정 엉덩근 자극하기

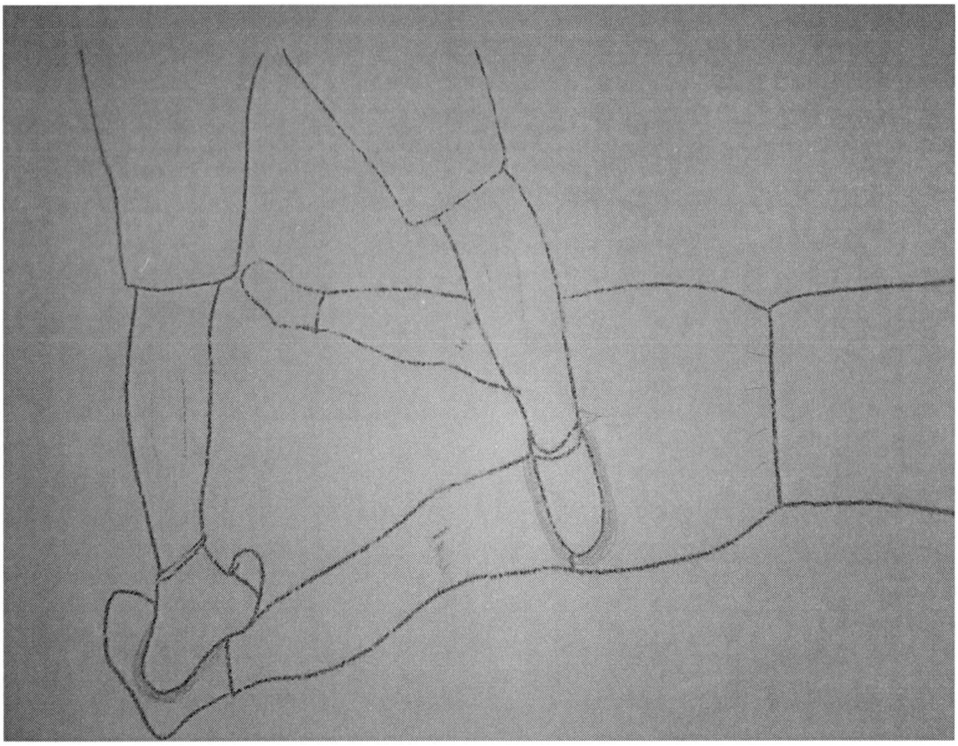

- 고정점: 우측다리 내측복숭아뼈
- 작용점: 대퇴안쪽 및 서혜부 인대
- 시　술: 양손에 봉을 잡고 한발은 복숭아뼈 아래부분을 고정하고 다른 발은 둔부아래 후대퇴부를 자극한다.
- 효　과: 족관절의 염좌 및 후대퇴부의 강직시 통증완화
- 작용근 및 신경부위: 반힘줄 모양근 및 뒤넓다리 피부신경

(31) 내복사 고정 자극하기

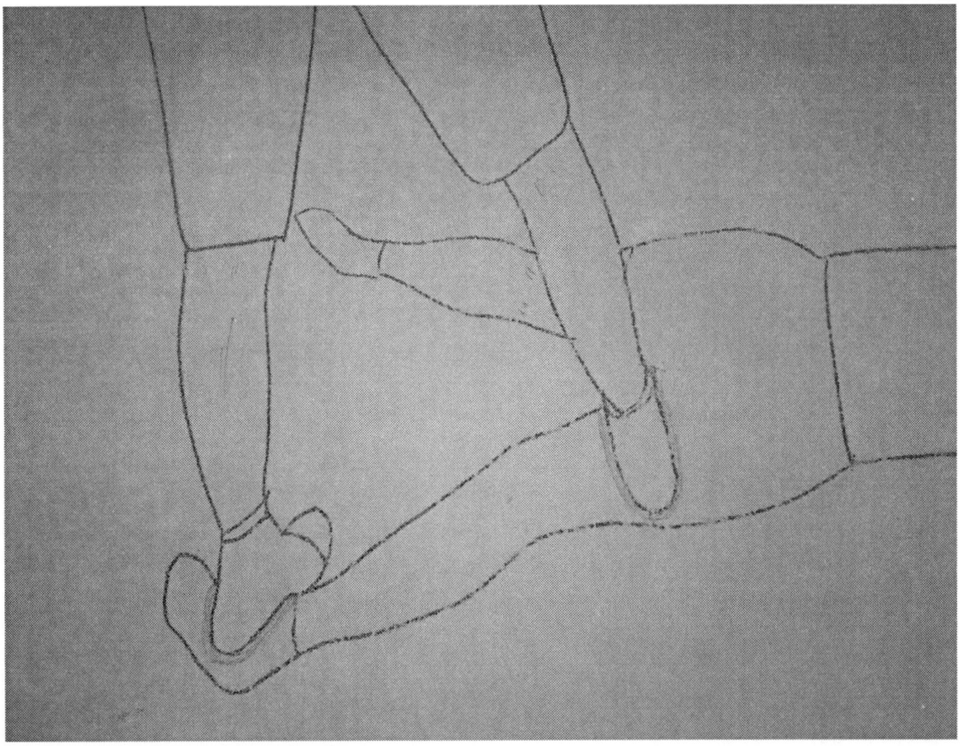

- 고정점: 우측다리 내측복숭아뼈
- 작용점: 대퇴안쪽 및 서혜부 인대
- 시　술: 양손에 봉을 잡고 한발은 복숭아뼈 아래부분을 고정하고 다른 발은 둔부아래 후대퇴부를 자극한다.
- 효　과: 족관절의 염좌 및 후대퇴부의 강직시 통증완화
- 작용근 및 신경부위: 큰모음근 및 궁둥신경

(32) 내족장 고정 가자미근 자극하기

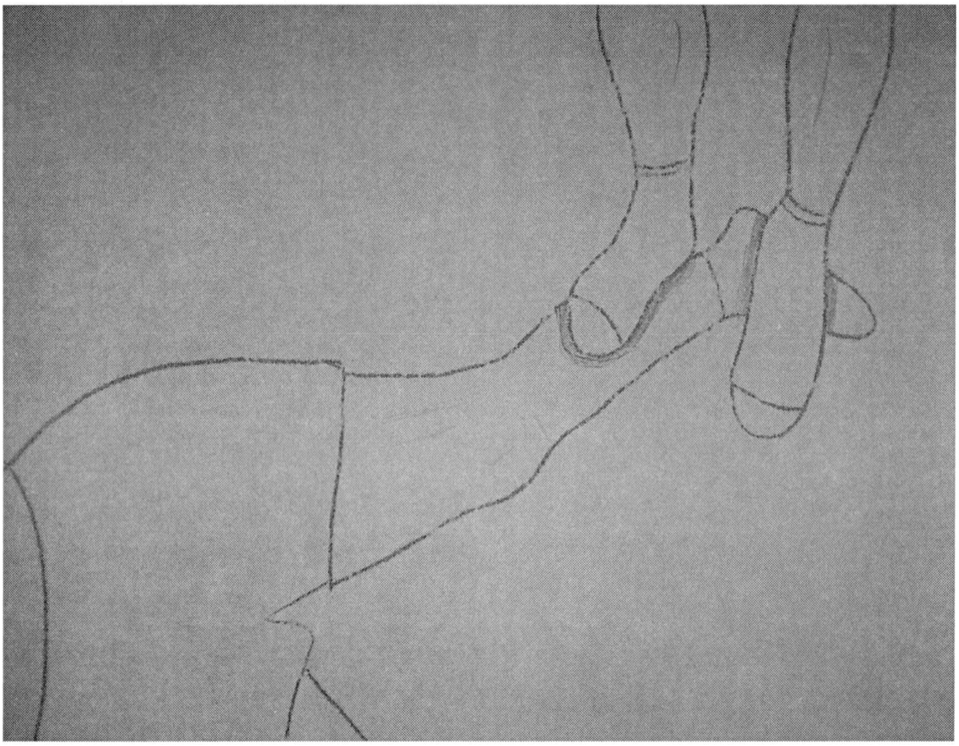

- 고정점: 발바닥네모근
- 작용점: 가자미근
- 시　술: 양손에 봉을 잡고 한발로 족저부근의 네모근을 고정한 후 가자미근을 자극한다.
- 효　과: 종아리 뭉침 현상 제거 및 피로물질 제거
- 작용근 및 신경부위: 장딴지근 및 정강신경지배

(33) 내복사 고정 큰볼기근 밟기

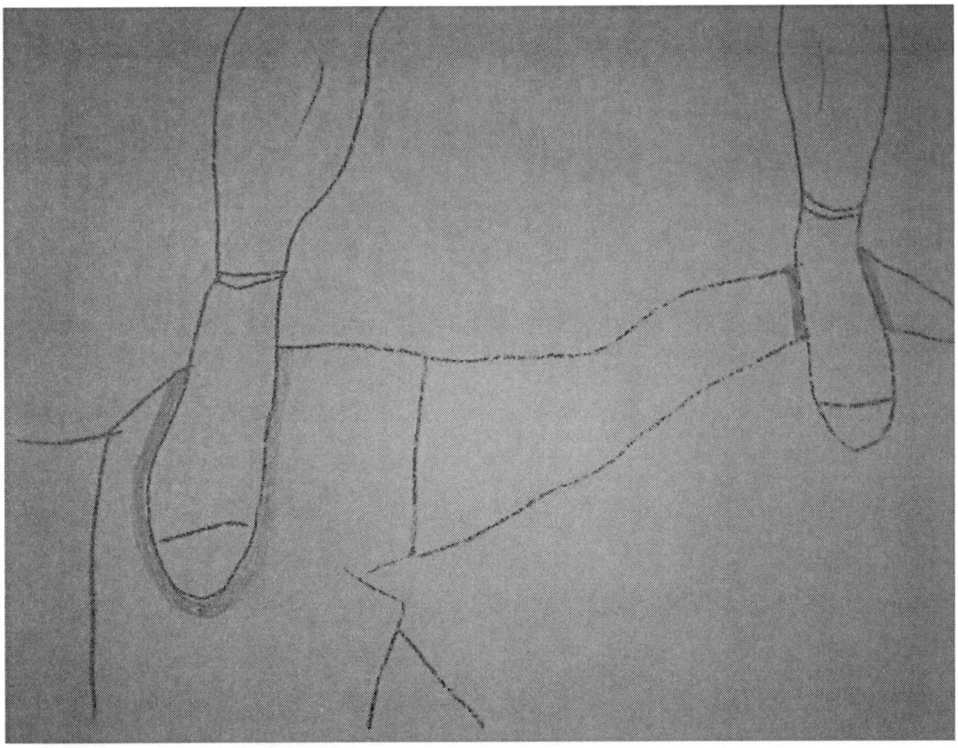

- 고정점: 안쪽복사(복숭아뼈)
- 작용점: 둔부(큰볼기근)
- 시 술: 양손에 봉을 잡고 서서 한발로 안쪽복사 및 위폄근지지띠와 아래폄근지지띠를 고정 한 후 볼기근(둔부)을 흔들면서 자극한다.
- 효 과: 골반통증 완화 및 족관절 가동범위 확대
- 작용근 및 신경부위: 궁둥신경(Sciatic nerve)

4) 발목관절 및 주변근 해부도

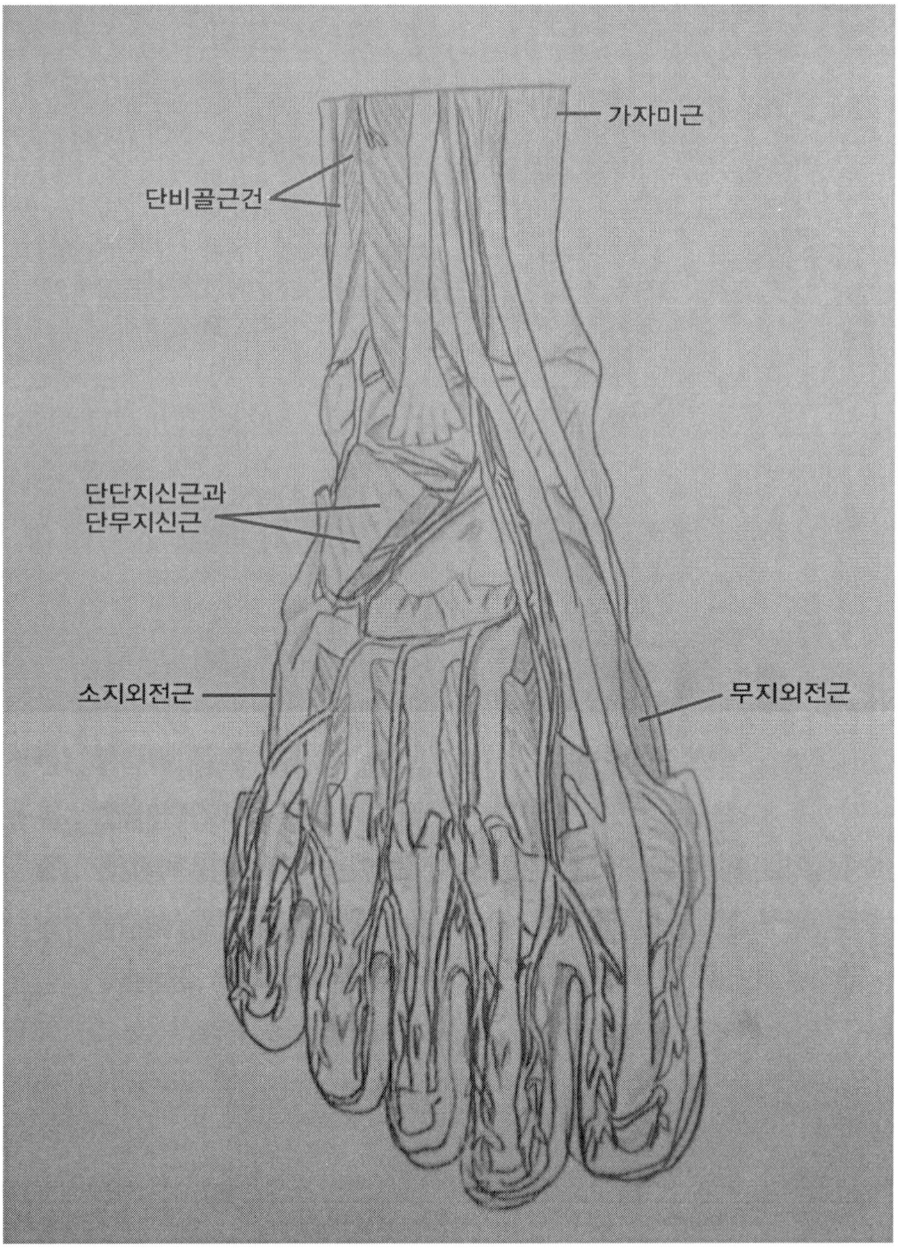

(1) 양내복사 고정 내측가자미근 자극하기

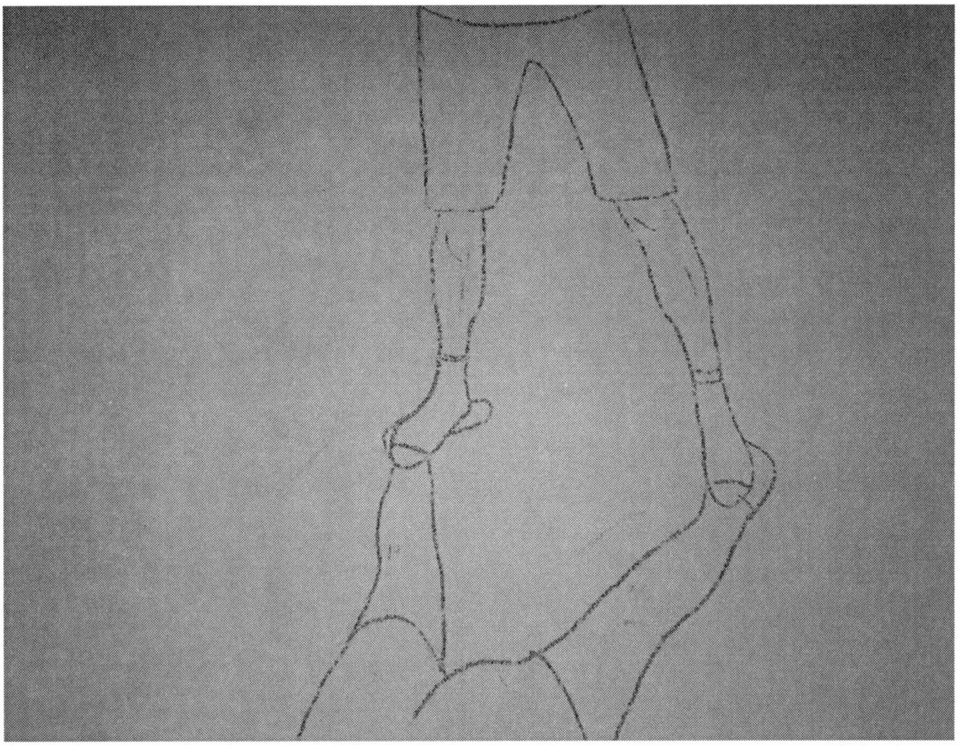

- 고정점: 양쪽 안쪽 복사(복숭아뼈)
- 작용점: 안쪽 가자미근
- 시　술: 양손에 봉을 잡고 서서 중심을 잡은 후 양발로 양쪽 다리의 안쪽복사부분의 근육과 신경을 자극한다.
- 효　과: 발목 뒤틀림 시 통증완화 및 긴장된 가자미근 이완
- 작용근 및 신경부위: 얕은 종아리 신경

(2) 외측복사 고정 오금근 자극하기

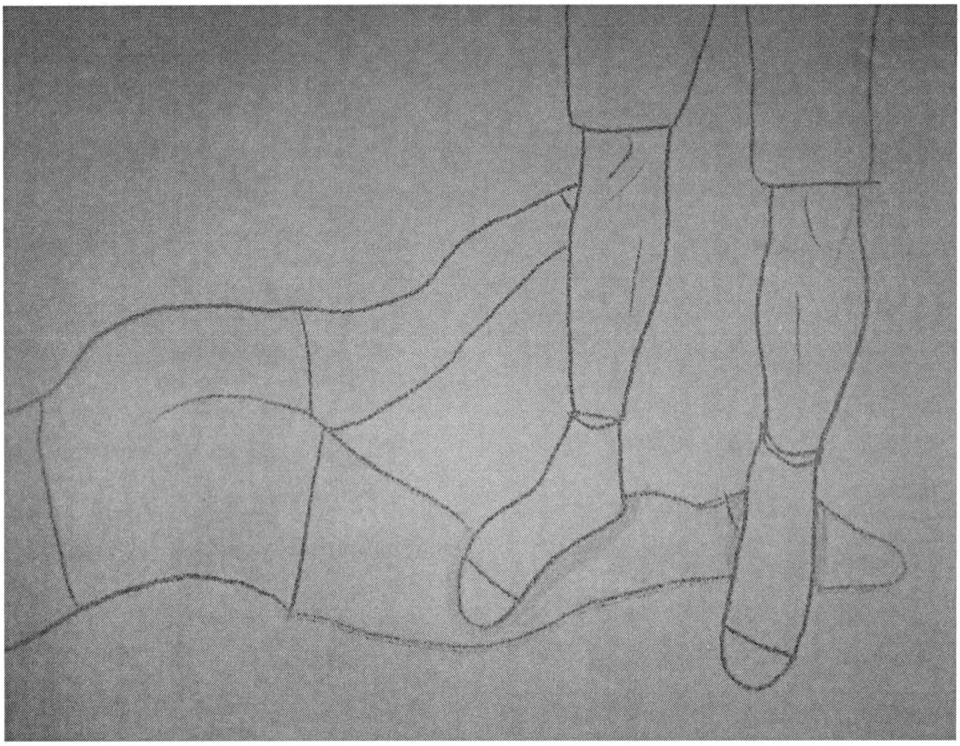

- 고정점: 가쪽복사(lateral malleoulus)
- 작용점: 앞정강근 및 긴 종아리근
- 시 술: 양손으로 봉을 잡고서서 중심을 잡은 후 한쪽발은 가쪽복사를 고정하고 난 후 다른 한발로 앞정강근을 자극한다.
- 효 과: 발목의 발등쪽 굽히기 및 발의 엎침간능
- 작용근 및 신경부위: 정강신경

(3) 내측복사 고정 큰모음근 자극하기

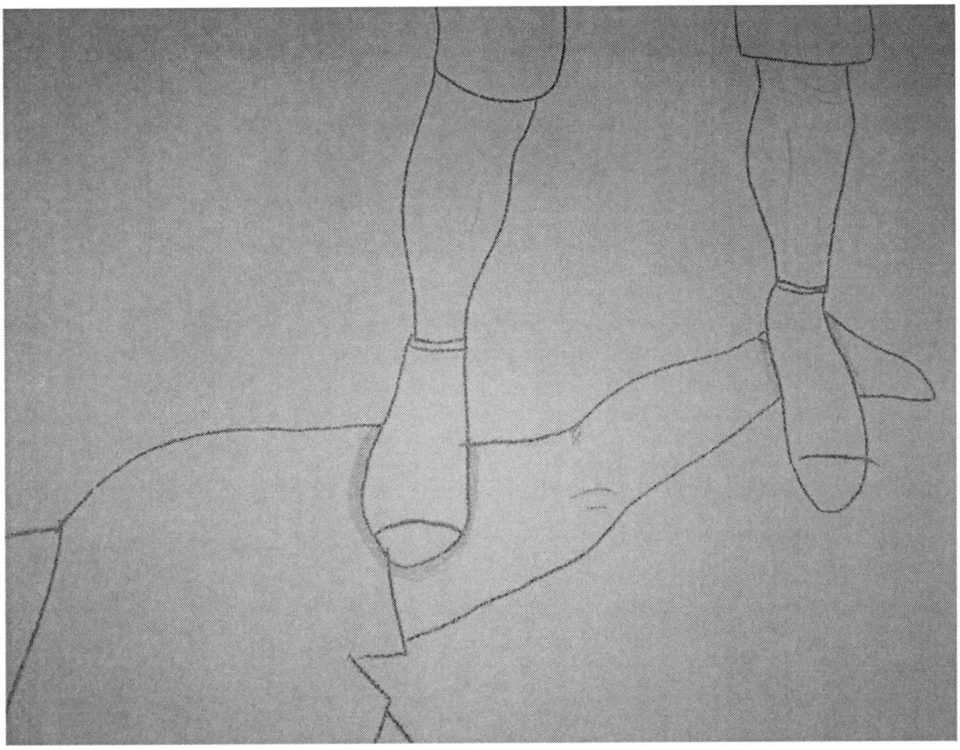

- 고정점: 좌측다리 안쪽복사
- 작용점: 둔부하 큰모음근(adductor magnus)
- 시　술: 양손으로 봉을잡고 서서 중심을 잡은 후 한발로 안쪽 복사를 고정한 후 다른 발로 큰모음근을 자극한다.
- 효　과: 엉덩이관절에서 넙다리뼈 안쪽 돌리기 및 가동범위 확대
- 작용근 및 신경부위: 궁둥신경(L4, L5, S1, S2, S3)

(4) 바닥 고정 작은볼기근 자극하기

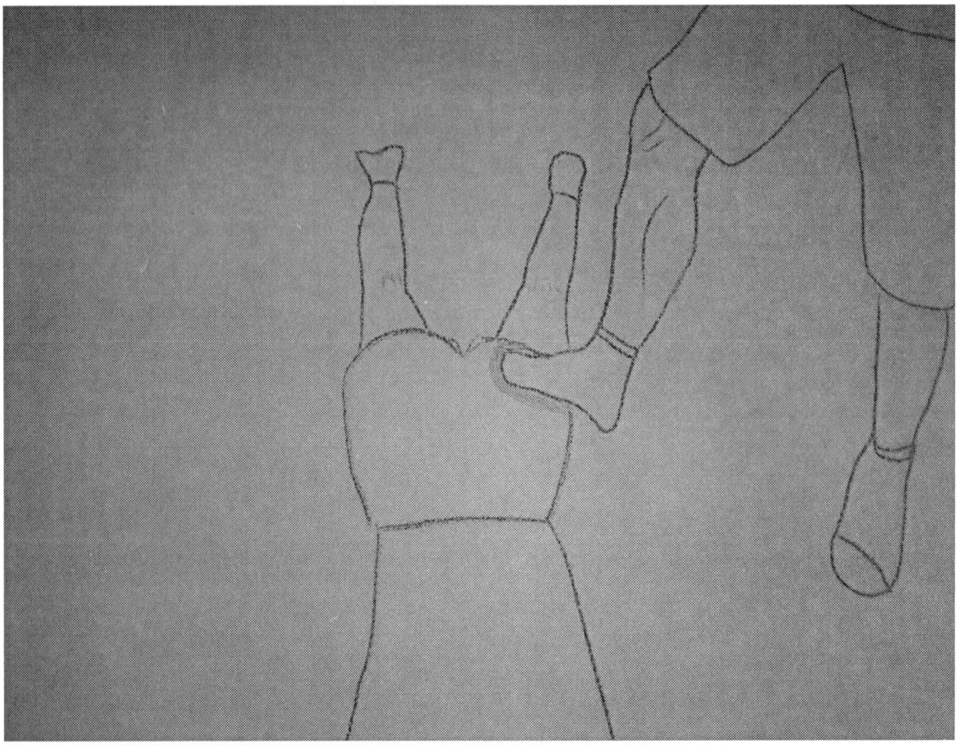

- 고정점: 좌측둔부(큰볼기근)
- 작용점: 작은볼기근 및 중간볼기근
- 시　술: 양손에 봉을 잡고 서서 중심을 잡은 후 한발은 바닥에 대고 다른 한발로 족날을 세워 둔부를 흔들어 자극한다.
- 효　과: 엉덩관절에서 넙다리 벌리기와 안쪽돌리기를 위한 가동범위 확대
- 작용근 및 신경부위: 아래볼기신경 L4, L5

(5) 바닥 고정 중간볼기근 자극하기

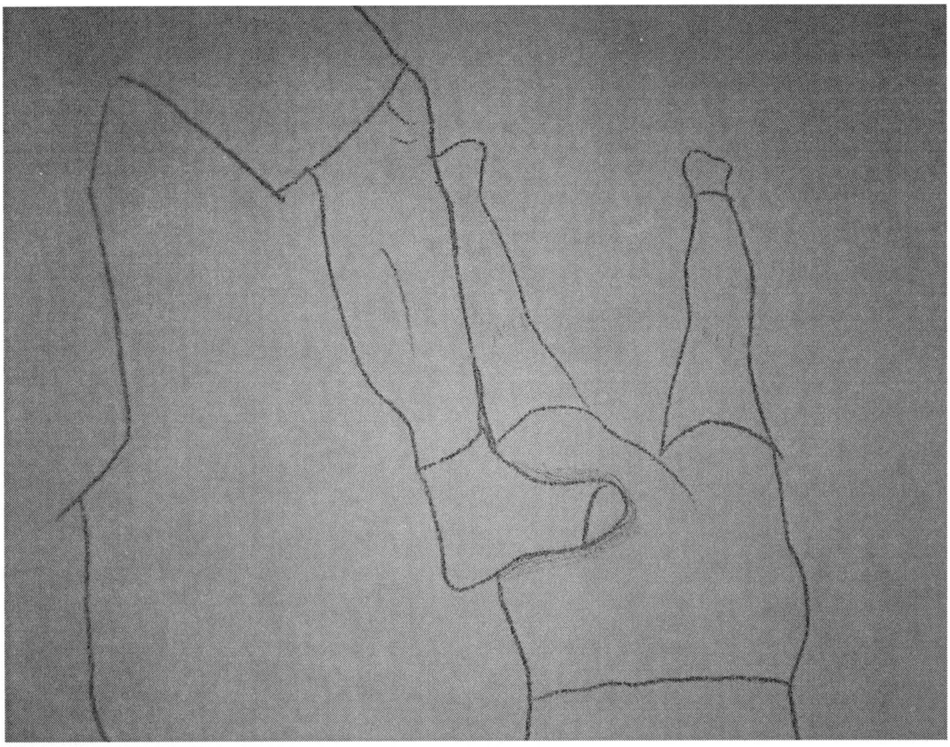

- 고정점: 우측둔부(큰볼기근)
- 작용점: 작은볼기근 및 중간볼기근
- 시 술: 양손에 봉을 잡고 서서 중심을 잡은 후 한발은 바닥에 대고 다른 한발로 족날을 세워 둔부를 흔들어 자극한다.
- 효 과: 엉덩관절에서 넙다리 벌리기와 안쪽돌리기를 위한 가동범위 확대
- 작용근 및 신경부위: 아래볼기신경 L4, L5

(6) 바닥 고정 어깨 세모근 자극하기

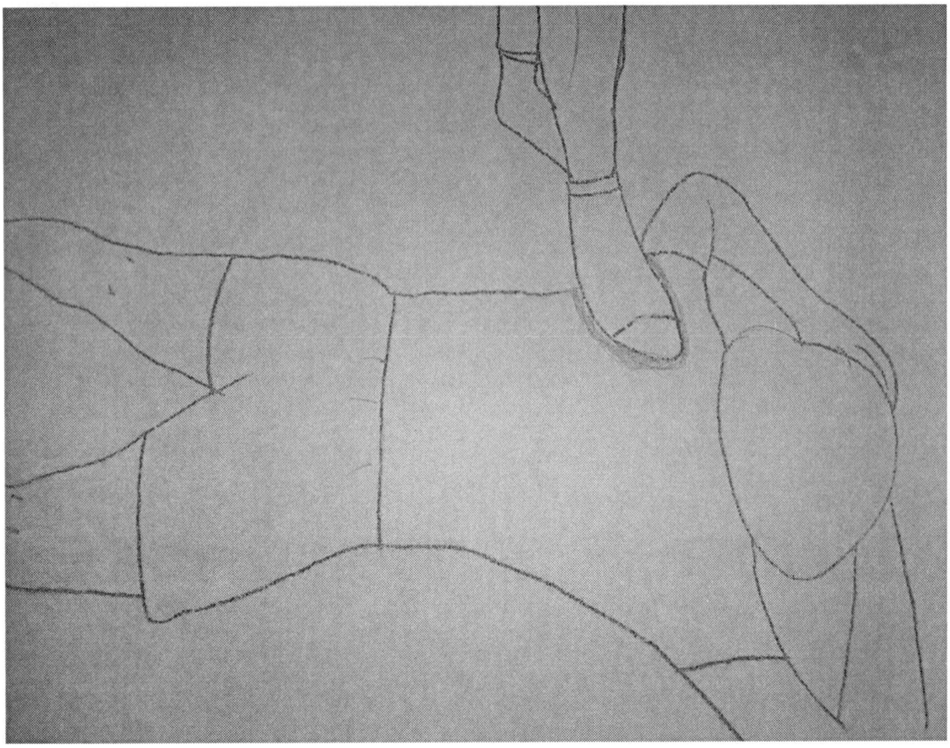

- 고정점: 바닥
- 작용점: 어깨세모근(Deltoid), 큰원근
- 시　술: 양손에 봉을 잡고 서서 중심을 잡은 후 한발은 바닥에 대고 다른 한발로 어깨 세모근 및 큰원근을 자극한다.
- 효　과: 어깨의 가동범위를 확대한다.
- 작용근 및 신경부위: 더부신경(뇌신경 X1과 C3,C4)

(7) 바닥 고정 넓은 등근 자극하기

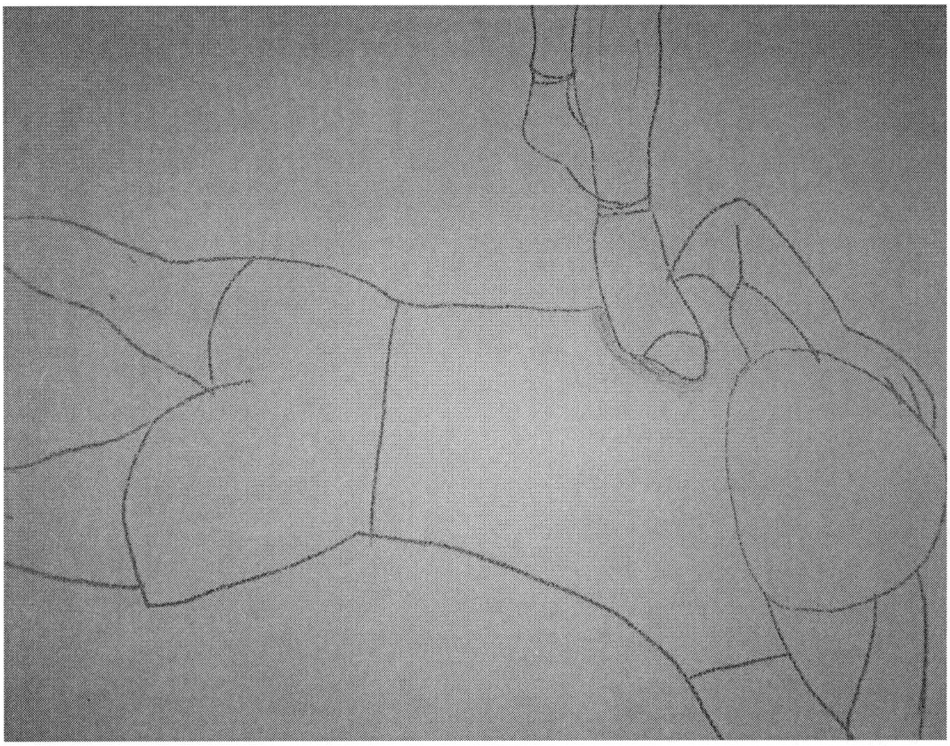

- 고정점: 바닥
- 작용점: 넓은 등근(latissimus dorsim)
- 시　술: 양손에 봉을 잡고 서서 중심을 잡은 후 한발은 바닥에 대고 다른 한발로 넓은 등근을 자극한다.
- 효　과: 어깨의 가동범위를 확대한다.
- 작용근 및 신경부위: 가슴등신경(C6,C7,C8)

5) 손바닥 해부도

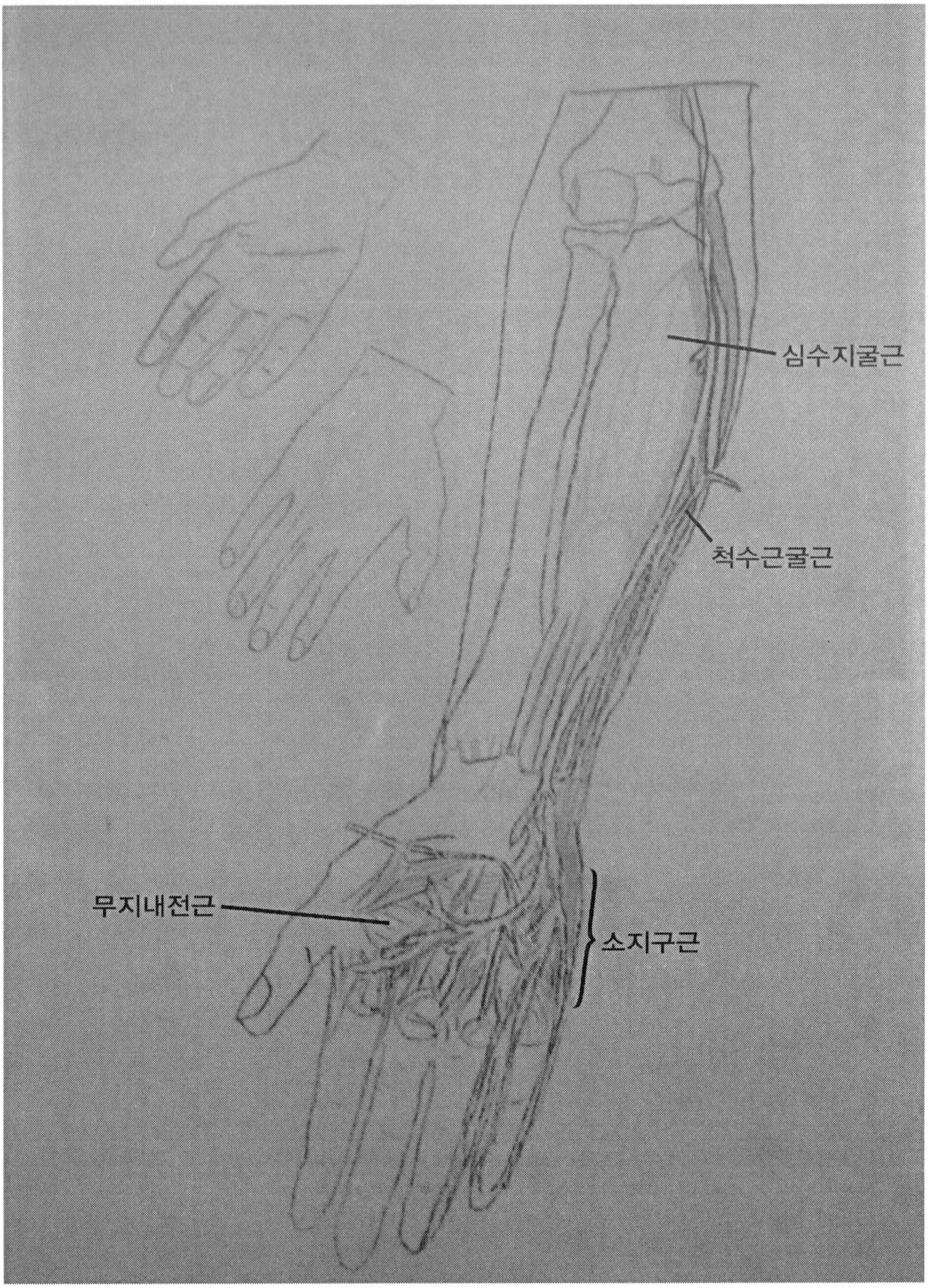

(1) 손바닥 고정 큰원근 밟기

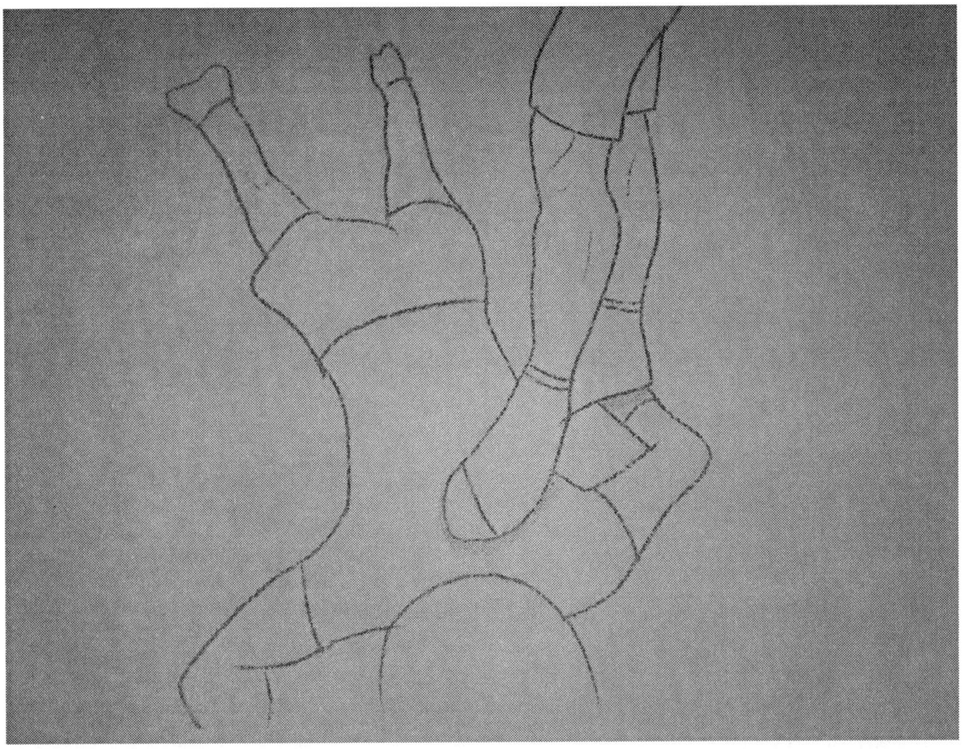

- 고정점: 손바닥
- 작용점: 등세모근(Trapezius), 큰원근
- 시　술: 양손에 봉을 잡고 서서 중심을 잡은 후 한발은 손바닥에 대고 다른 한발로 등세모근을 자극한다.
- 효　과: 어깨의 가동범위를 확대한다.
- 작용근 및 신경부위: 더부신경(뇌신경 X1과 C3,C4)

(2) 손바닥 고정 척추세움근 자극하기

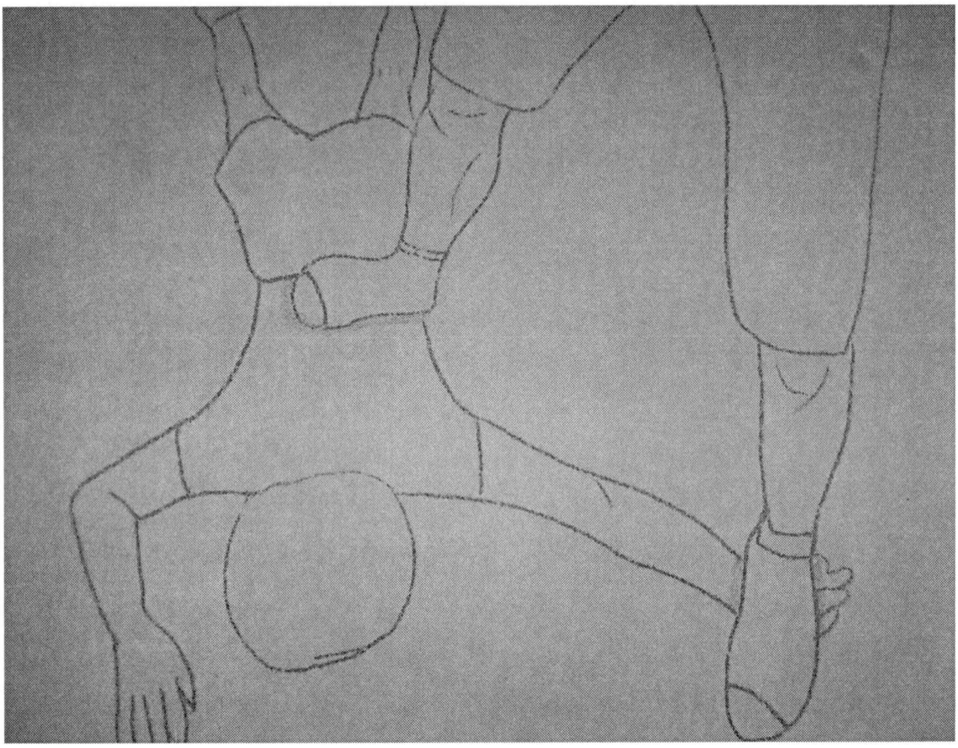

- 고정점: 엄지모음근 및 굽힘근 지지띠
- 작용점: 척추세움근
- 시　술: 양손에 봉을 잡고 서서 중심을 잡은 후 한발은 손바닥에 대고 다른 한발로 척추세움근을 자극한다.
- 효　과: 척추의 강직성 통증 및 기립근이완
- 작용근 및 신경부위: 척수신경의 등쪽가지

(3) 손바닥 고정 등가시근 자극하기

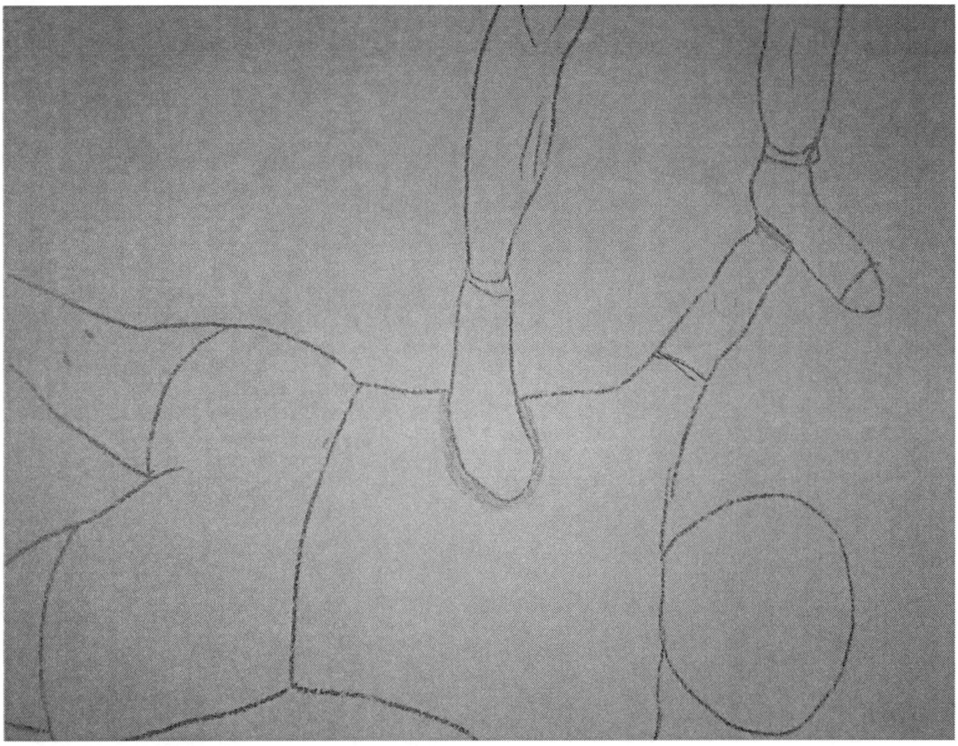

- 고정점: 엄지모음근 및 굽힘근 지지띠
- 작용점: 허리엉덩갈비근 및 등가시근
- 시 술: 양손에 봉을 잡고 서서 중심을 잡은 후 한발은 손바닥에 대고 다른 한발로 척추세움근을 자극한 후 허리엉덩갈비근 및 등가시근을 자극한다.
- 효 과: 등쪽의 담, 결림 및 허리측면 통증시 통증완화
- 작용근 및 신경부위: 척수신경의 등쪽가지

6) 주관절 해부도

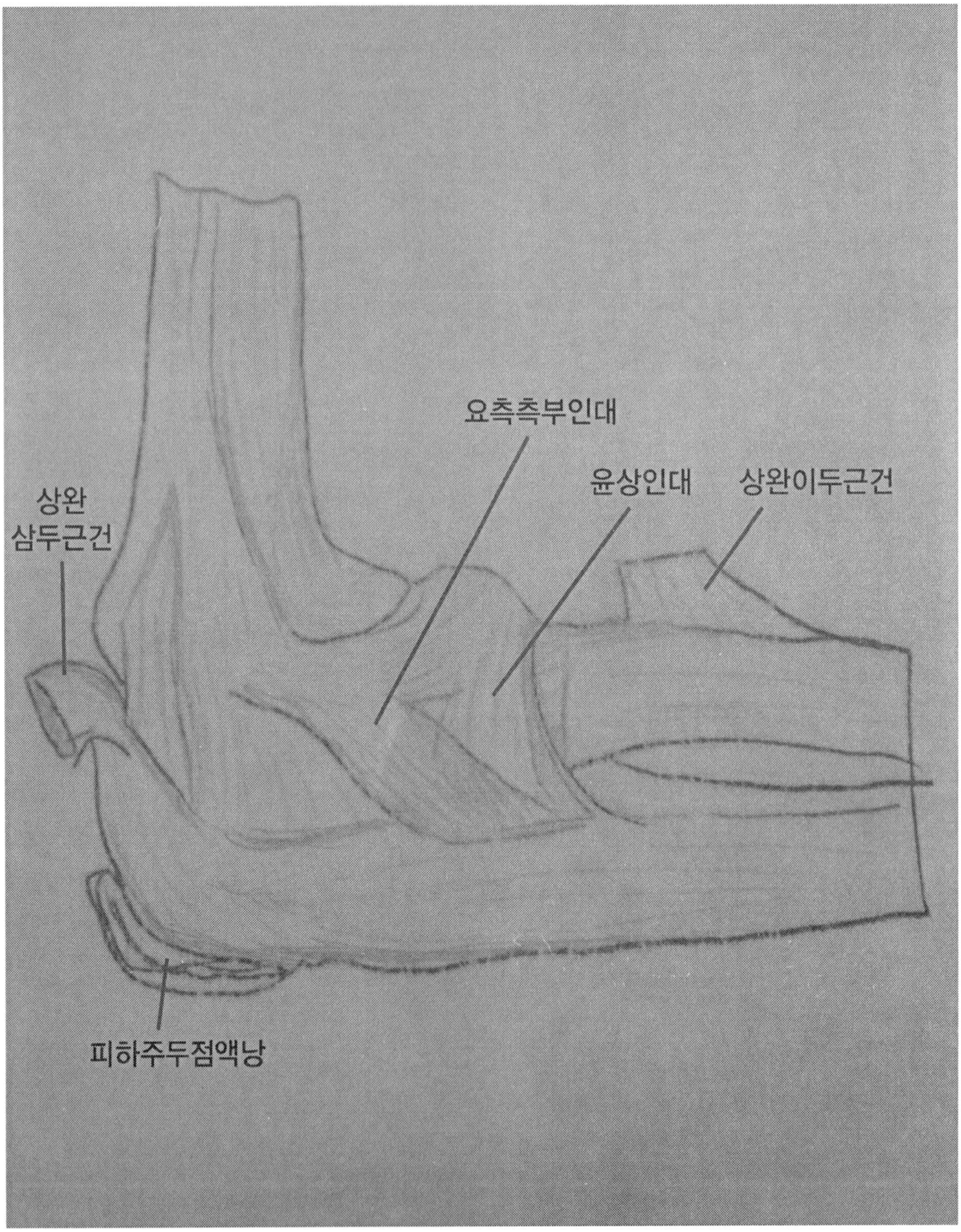

(1) 손바닥근 고정 큰원근 자극하기

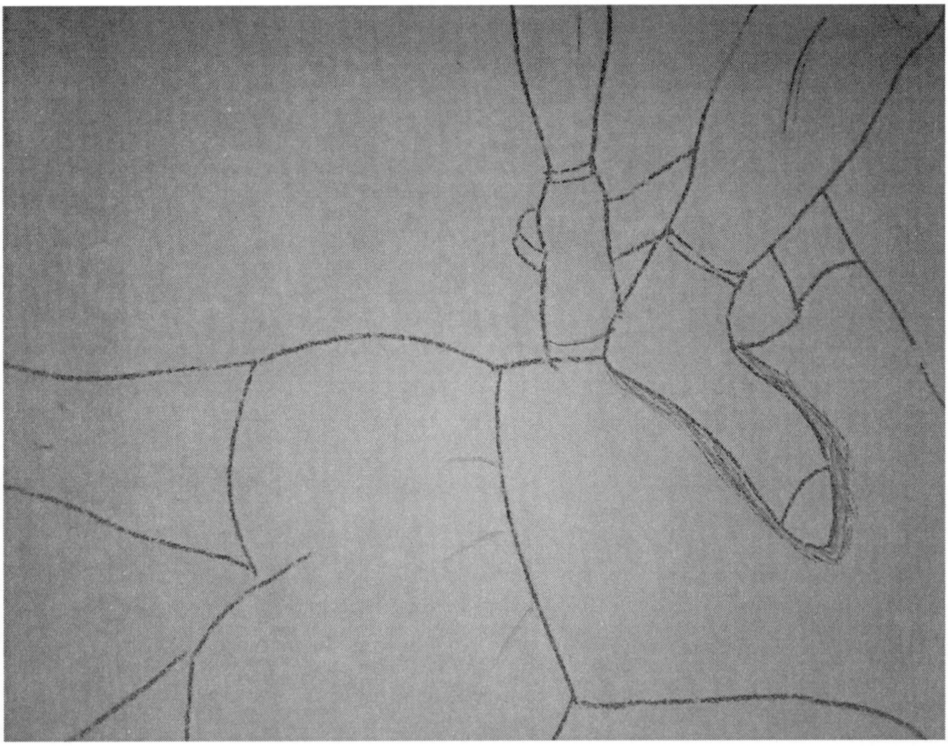

- 고정점: 손바닥의 굽힘근
- 작용점: 등세모근(Trapezius), 큰원근
- 시 술: 양손에 봉을 잡고 서서 중심을 잡은 후 한발은 손바닥의 굽힘근에 대고 다른 한발로 가시아래근을 자극한다.
- 효 과: 어깨의 가동범위를 확대한다.
- 작용근 및 신경부위: 어깨위신경(C5,C6)

(2) 주관절 고정 허리 네모근 자극하기

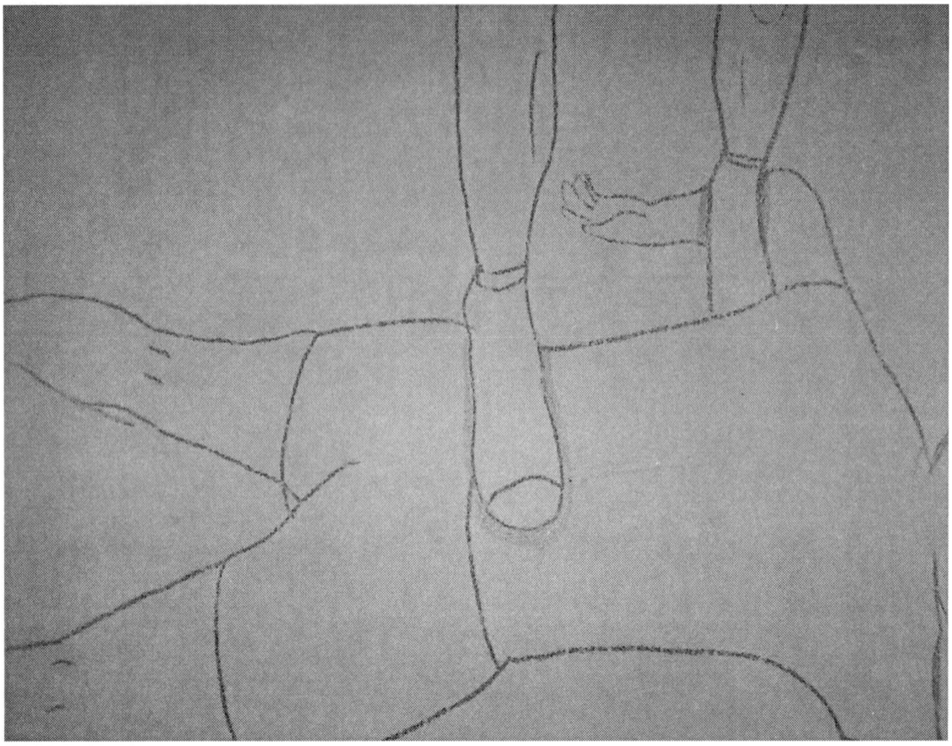

- 고정점: 좌측위팔근 및 원엎침근
- 작용점: 뭇갈래근 및 허리네모근
- 시　술: 양손에 봉을 잡고 서서 중심을 잡은 후 한발은 팔꿈치의 관절 주변의 위팔근에 대고 다른 한발로 뭇갈래근 및 허리네모근을 자극한다.
- 효　과: 허리요통 완화
- 작용근 및 신경부위: 척수신경에 인접한 등쪽가지

(3) 손바닥 고정 등가장긴근 자극하기

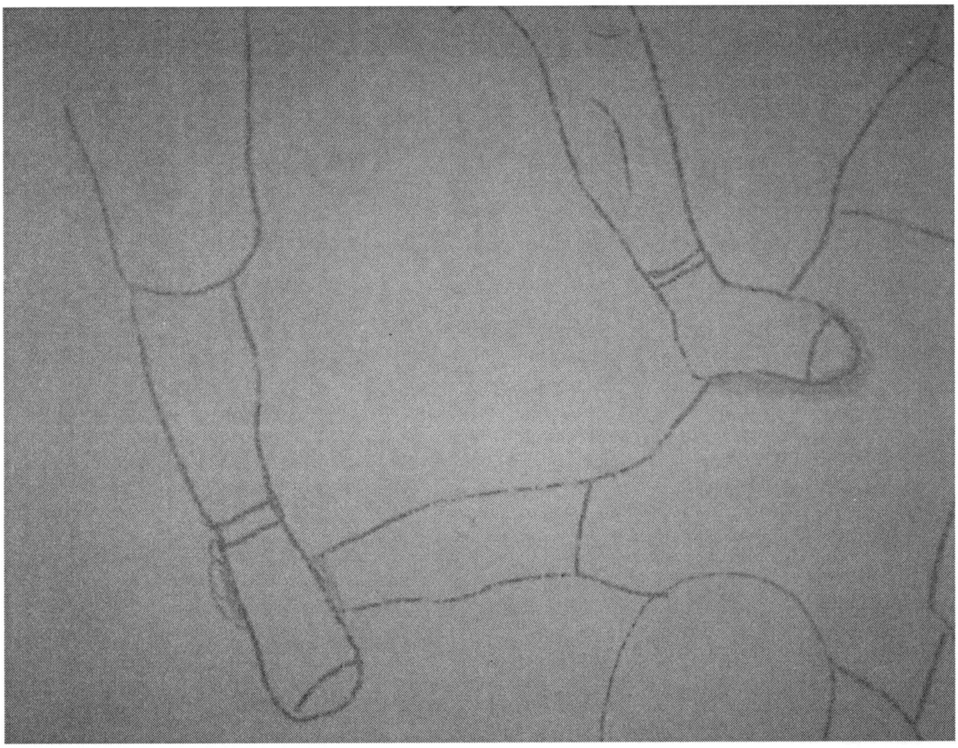

- 고정점: 손바닥의 굽힘근
- 작용점: 등가장긴근(Longissimus thoracis), 등엉덩갈비근(ikiocostalis thoracis)
- 시 술: 양손에 봉을 잡고 서서 중심을 잡은 후 한발은 손바닥의 굽힘근에 대고 다른 한발로 등가장긴근 및 등엉덩갈비근을 자극한다.
- 효 과: 어깨의 가동범위를 확대한다.
- 작용근 및 신경부위: 등쪽신경의 등쪽가지

(4) 주관절 고정 허리네모근 자극하기

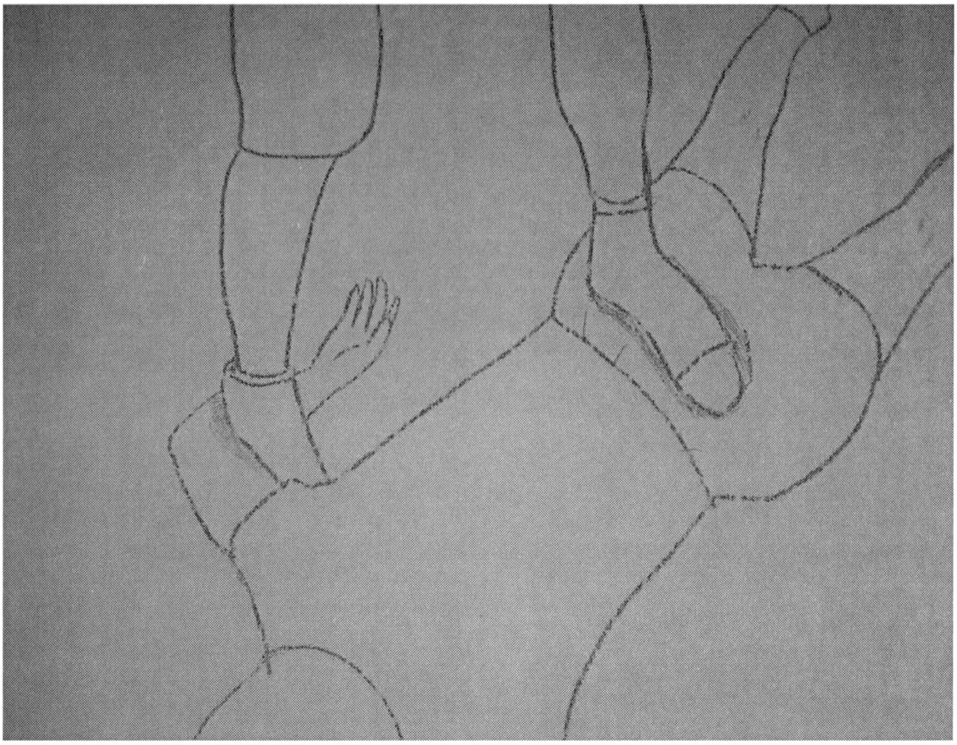

- 고정점: 우측 위팔근 및 원엎침근
- 작용점: 뭇갈래근 및 허리네모근
- 시 술: 양손에 봉을 잡고 서서 중심을 잡은 후 한발은 팔꿈치의 관절 주변의 위팔근에 대고 다른 한발로 뭇갈래근 및 허리네모근을 자극한다.
- 효 과: 허리요통 완화
- 작용근 및 신경부위: 척수신경에 인접한 등쪽가지

(5) 손바닥근 고정 뭇갈대근 자극하기

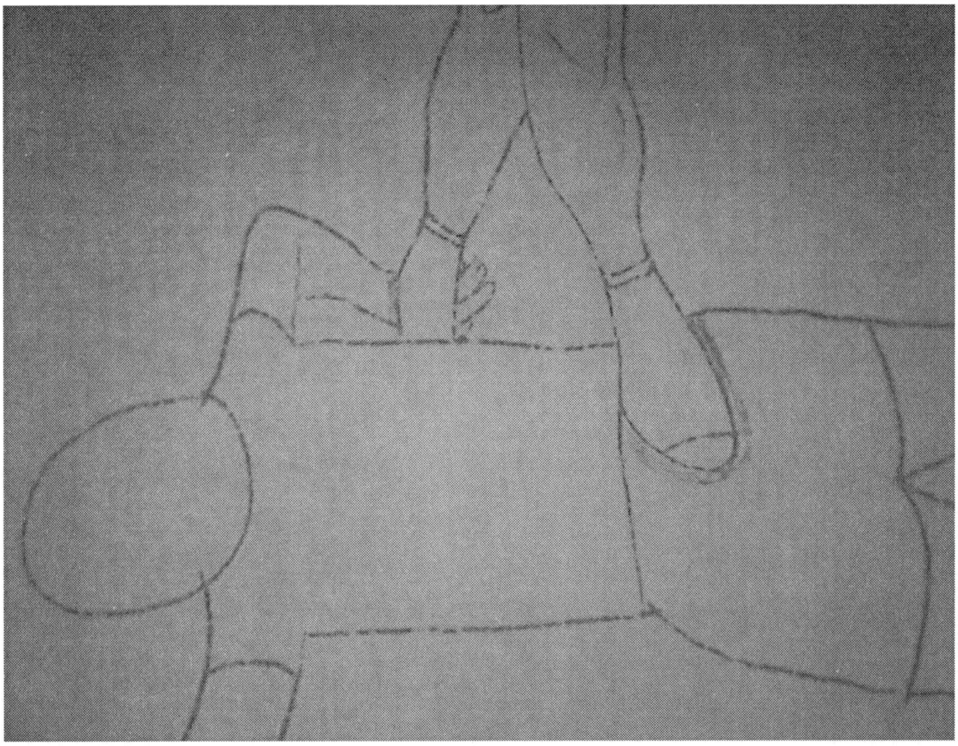

- 고정점: 엄지모음근 및 굽힘근 지지띠
- 작용점: 뭇갈래근 및 허리네모근
- 시 술: 양손에 봉을 잡고 서서 중심을 잡은 후 한발은 손바닥에 대고 다른 한발로 뭇갈래근 및 허리네모근을 자극한다.
- 효 과: 요추의 강직성 통증완화
- 작용근 및 신경부위: 척수신경에 인접한 등쪽가지

(6) 손바닥근 고정 등엉덩갈비근 자극하기

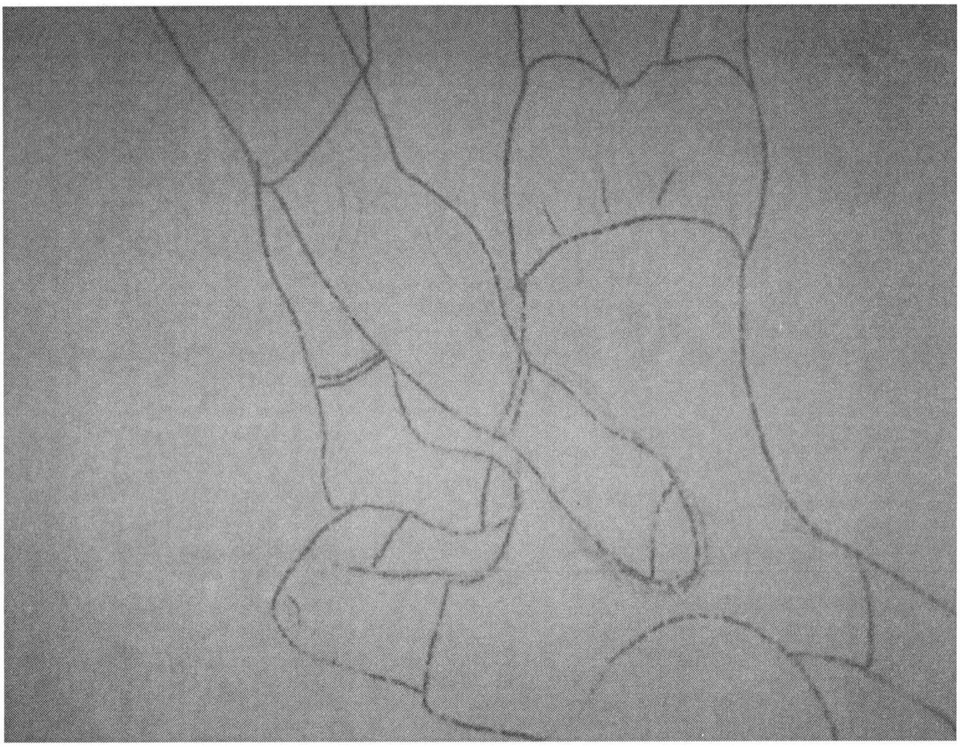

- 고정점: 엄지모음근 및 굽힘근 지지띠
- 작용점: 등가장긴근(Longissimus thoracis), 등엉덩갈비근(ikiocostalis thoracis)
- 시 술: 양손에 봉을 잡고 서서 중심을 잡은 후 한발은 손바닥의 굽힘근에 대고 다른 한발로 족날을 세워 등가장긴근 및 등엉덩갈비근을 자극한다.
- 효 과: 어깨의 가동범위를 확대한다.
- 작용근 및 신경부위: 등쪽신경의 등쪽가지

7) 다리근육 및 신경해부도

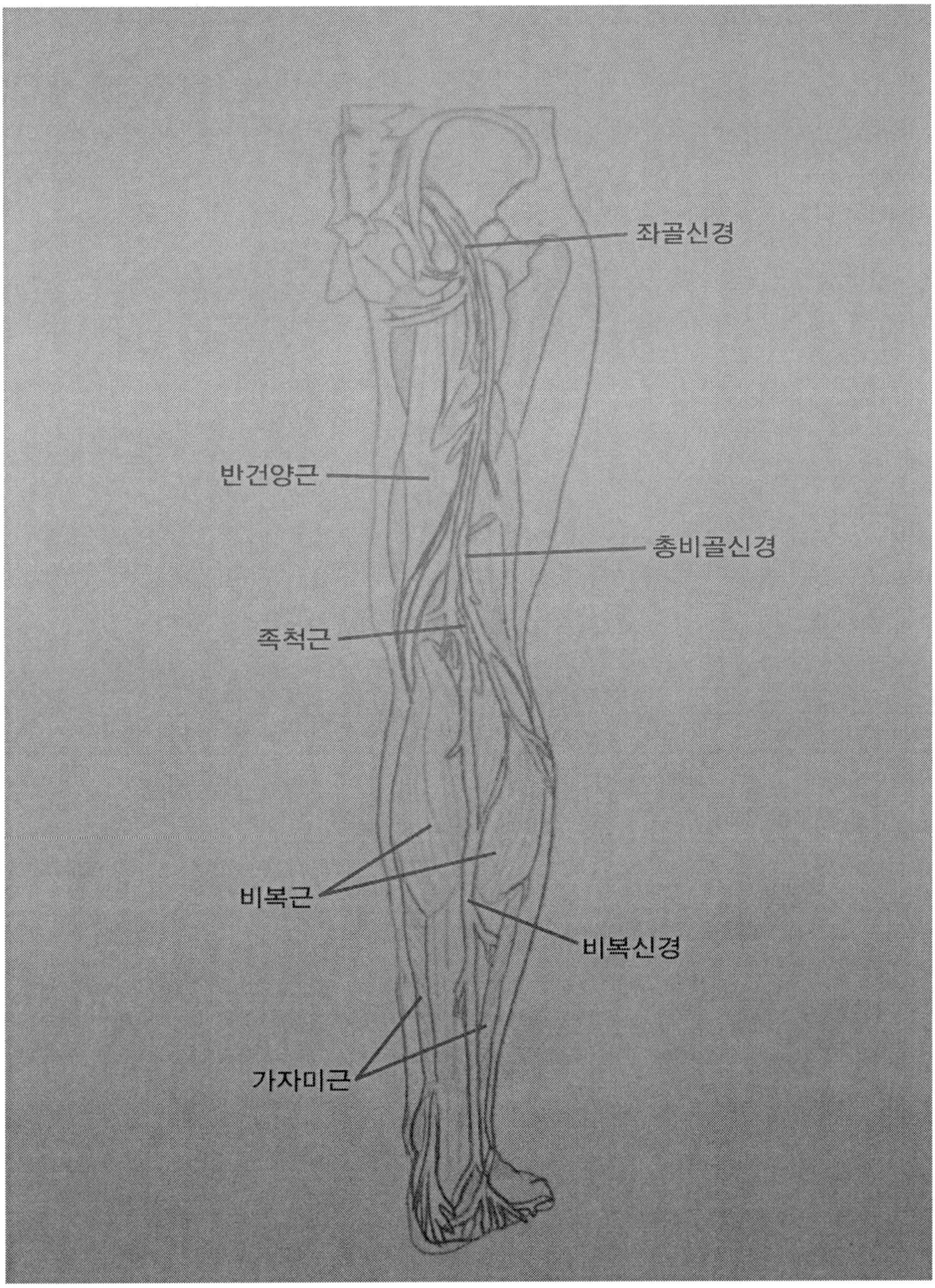

(1) 양내복사 고정 가자미근 자극하기

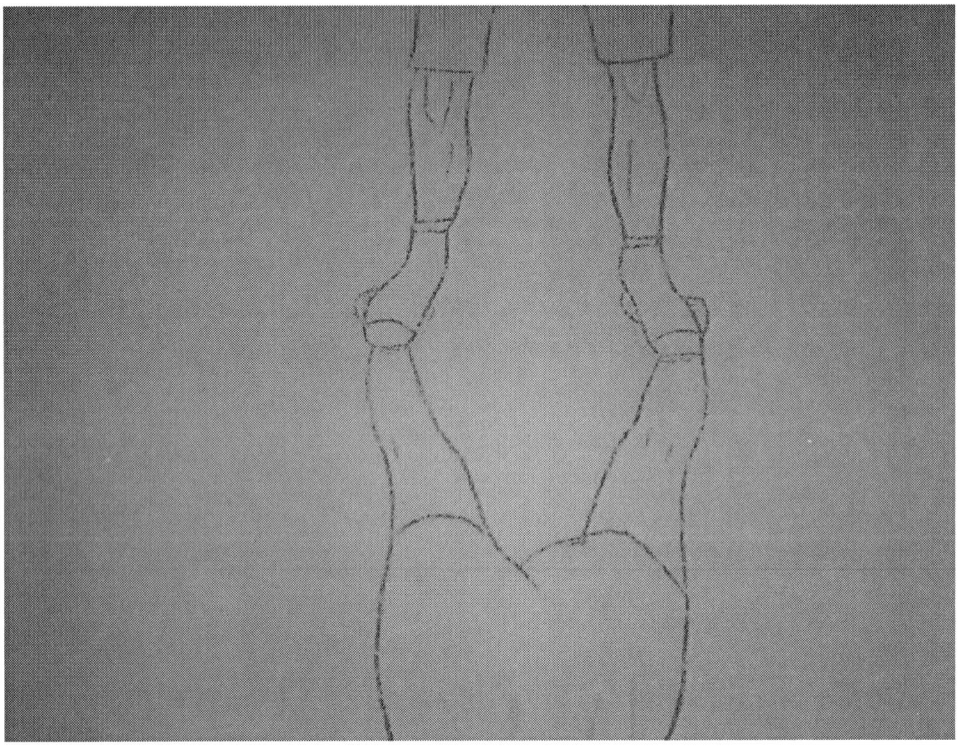

- 고정점: 양쪽 안쪽 복사(복숭아뼈)
- 작용점: 안쪽 가자미근
- 시　술: 양손에 봉을 잡고 서서 중심을 잡은 후 양발로 양쪽 다리의 안쪽복사부분의 근육과 신경을 자극한다.
- 효　과: 발목 뒤틀림 시 통증완화 및 긴장된 가자미근 이완
- 작용근 및 신경부위: 얕은 종아리 신경

(2) 큰볼기근 고정 중간 및 소볼기근 자극하기

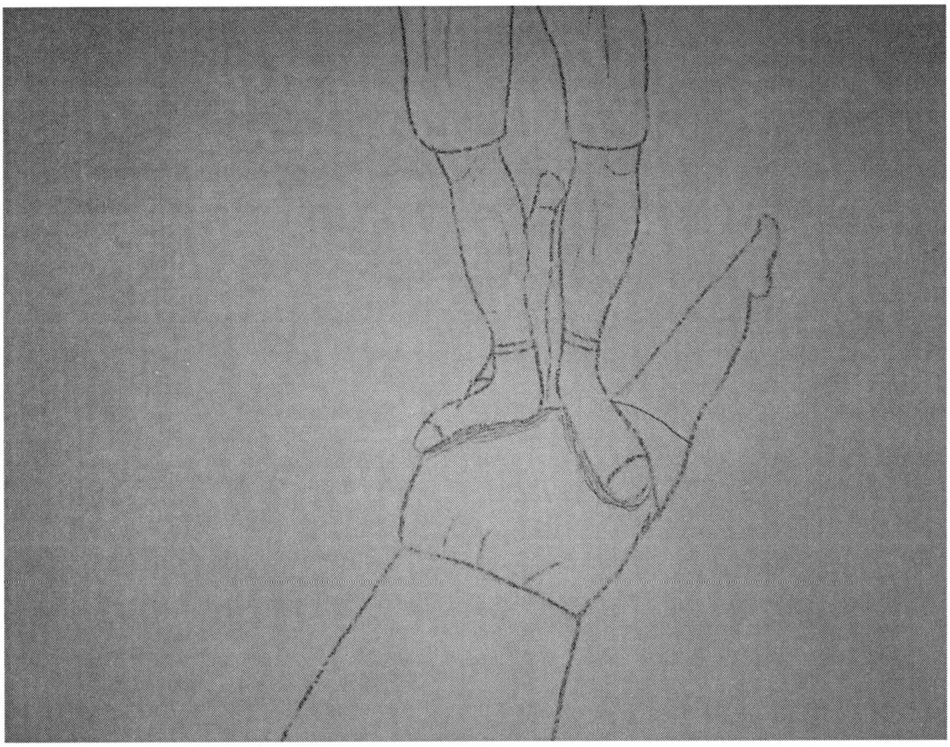

- 고정점: 큰볼기근(gluteus muscles)
- 작용점: 중간볼기근, 작은볼기근
- 시 술: 양손에 봉을 잡고 서서 중심을 잡은 후 양발로 양쪽 둔부의 볼기근육근을 자극한다.
- 효 과: 엉덩허리근과 대항하며, 두 근육이 밸런스를 유지하여 자세유지와 직립보행에 관여한다.
- 작용근 및 신경부위: 아래볼기신경 L5,S1,S2 /위볼기신경 L4,L5,S1

(3) 둔부근 고정 위쌍둥이근 자극하기

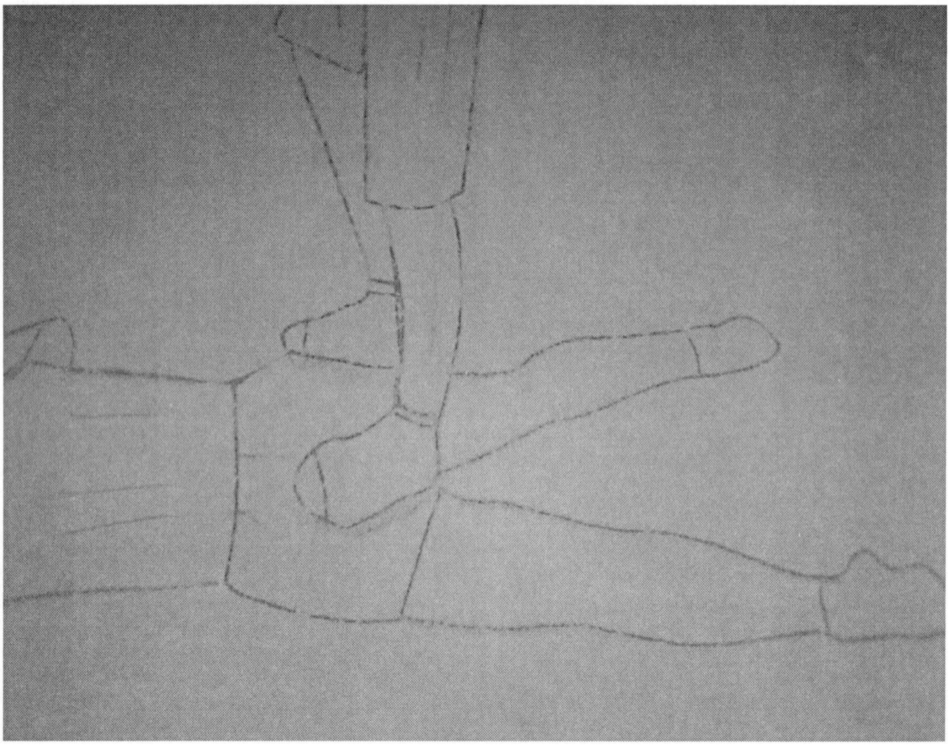

- 고정점: 아래쌍둥이근(Inferior gemellus)
- 작용점: 속폐쇄근, 위쌍둥이근
- 시 술: 양손에 봉을 잡고 서서 중심을 잡은 후 양발로 양쪽 둔부의 볼기근육근을 자극한다.
- 효 과: 엉덩허리근과 대항하며, 두 근육이 밸런스를 유지하여 자세유지와 직립보행에 관여한다.
- 작용근 및 신경부위: 아래볼기신경 L5,S1,S2 /위볼기신경 L4,L5,S1

(4) 허리네모근 고정 큰모음근 자극하기

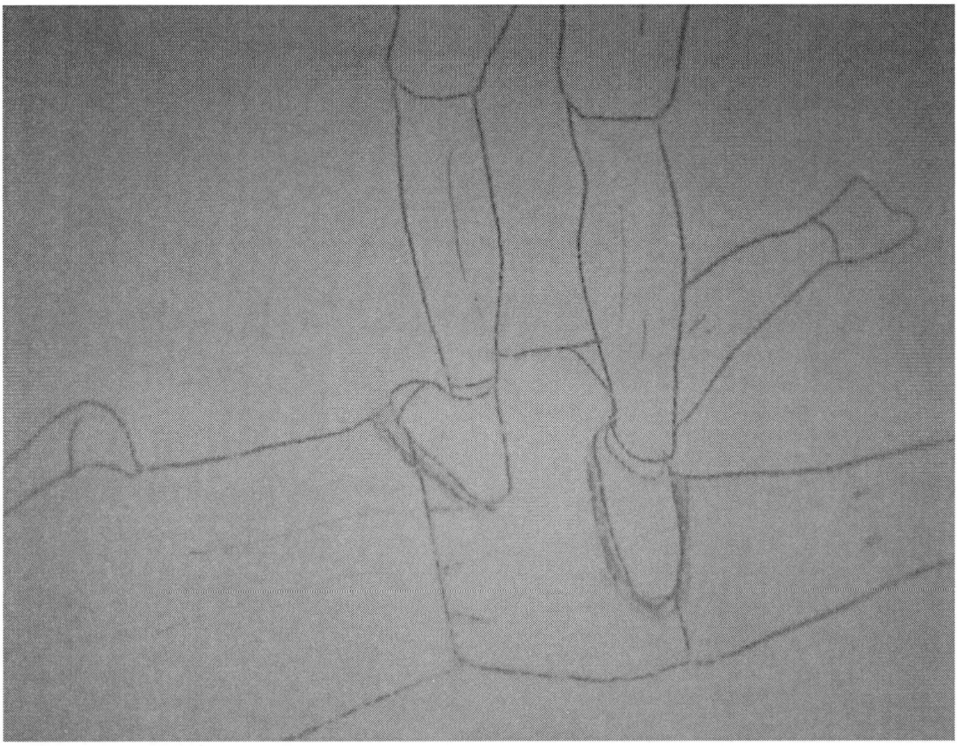

- 고정점: 허리네모근
- 작용점: 큰모음근
- 시　술: 양손에 봉을 잡고 서서 중심을 잡은 후 한발은 허리네모근을 밟고, 다른발은 큰모음근을 자극한다.
- 효　과: 엉덩관절아래 넙다리 가동범위 확대
- 작용근 및 신경부위: 엉치신경얼기가지 L4, L5, S1, S2 / 폐쇄신경 L3, L4

(5) 큰볼기근 고정 큰모음근 자극하기

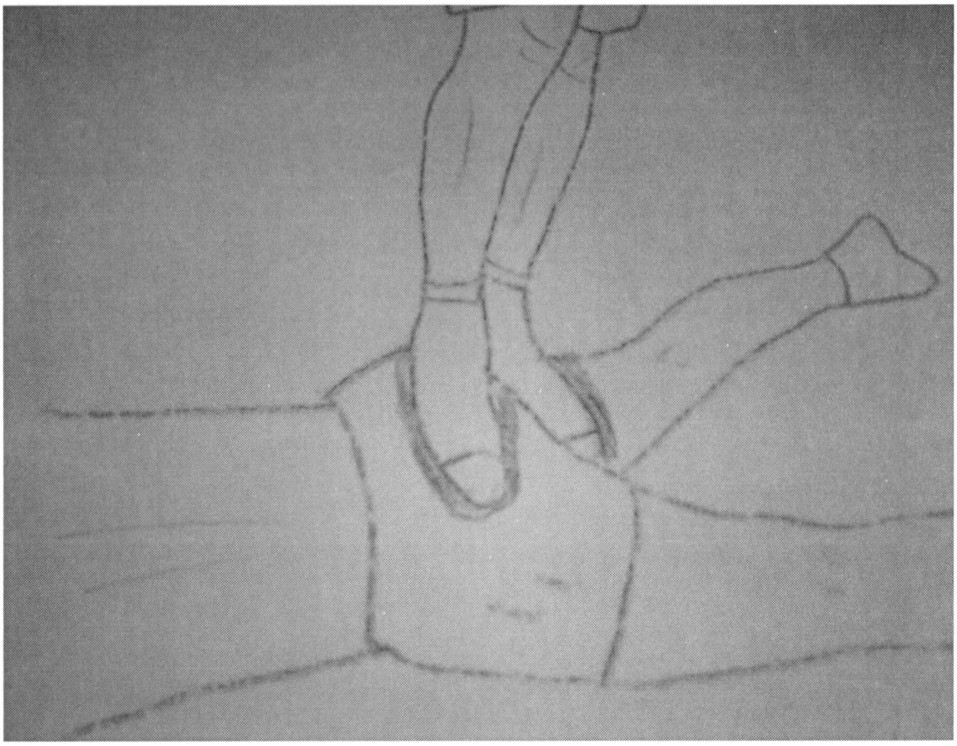

- 고정점: 큰볼기근
- 작용점: 큰모음근
- 시 술: 양손에 봉을 잡고 서서 중심을 잡은 후 한발은 허리네모근을 밟고, 다른발은 큰모음근을 자극한다.
- 효 과: 엉덩관절아래 넓다리 가동범위 확대
- 작용근 및 신경부위: 엉치신경얼기가지 L4, L5, S1, S2 / 폐쇄신경 L3, L4

(6) 허리 네모근 고정 큰모음근 자극하기

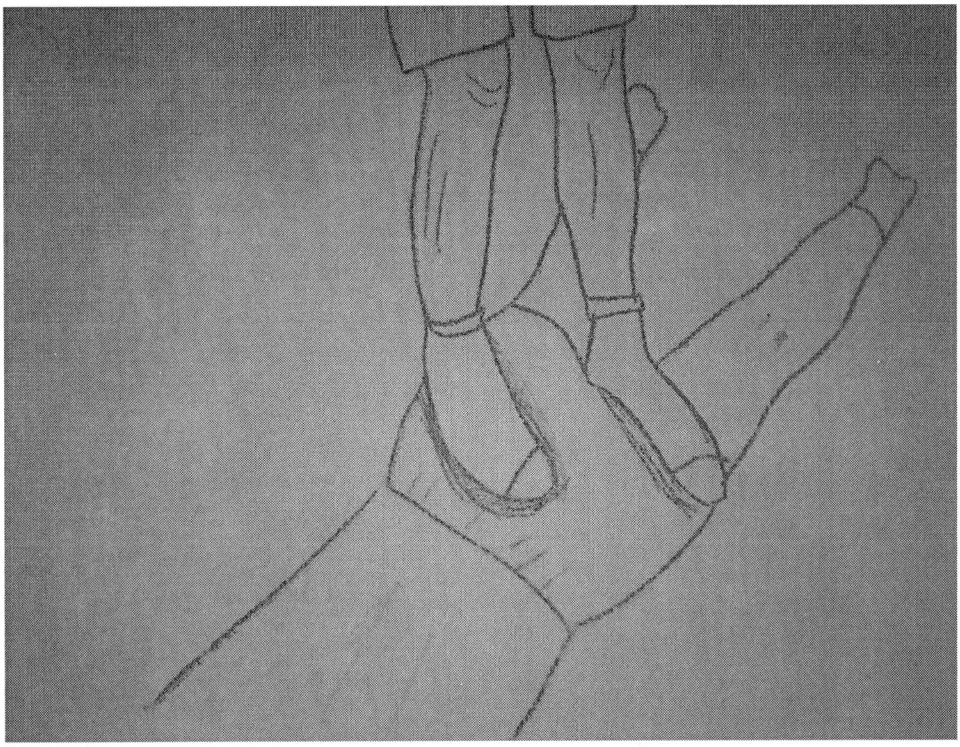

- 고정점: 허리네모근
- 작용점: 큰모음근
- 시　술: 양손에 봉을 잡고 서서 중심을 잡은 후 한발은 허리네모근을 밟고, 다른발은 큰모음근을 자극한다.
- 효　과: 엉덩관절아래 넙다리 가동범위 확대
- 작용근 및 신경부위: 엉치신경얼기가지 L4, L5, S1, S2 / 폐쇄신경 L3, L4

(7) 큰볼기근 고정 널판근 자극하기

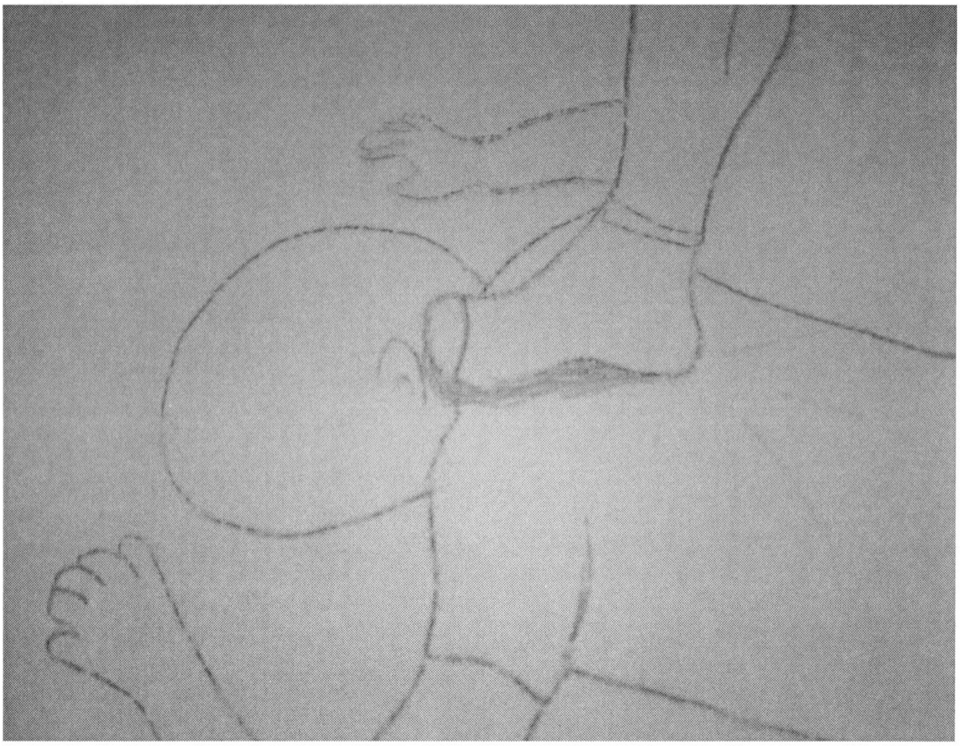

- 고정점: 큰볼기근(Gluteus maximus)
- 작용점: 널판근(splenius)
- 시 술: 양손에 봉을 잡고 서서 한쪽발은 둔부의 큰볼기근을 자극하고 다른 한발은 척추주변에 분포돼있는 널판근을 자극한다.
- 효 과: 경추통증 및 승모근 경직 시
- 작용근 및 신경부위: 아래목신경의 등쪽가지

(8) 큰볼기근 고정 목가장긴근 자극하기

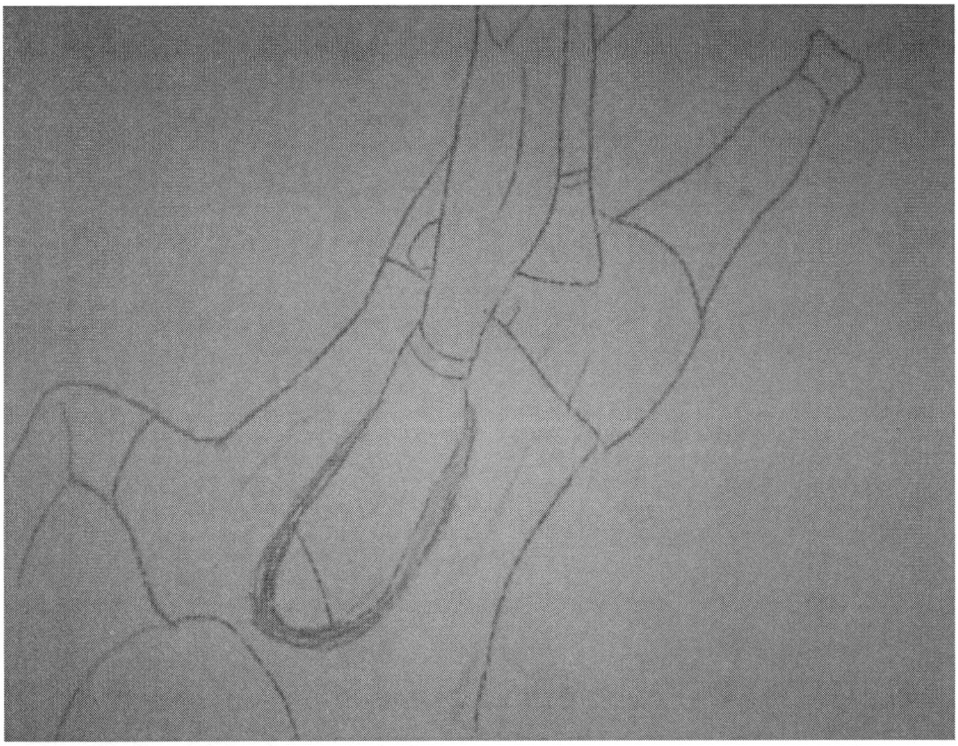

- 고정점: 큰볼기근(Gluteus maximus)
- 작용점: 목가장긴근(longissimus cervicis)
- 시 술: 양손에 봉을 잡고 서서 한쪽 발은 둔부의 큰볼기근을 자극하고 다른 한발은 척추주변에 분포돼있는 목가장긴근을 자극한다.
- 효 과: 등쪽의 담, 결림, 강직 시
- 작용근 및 신경부위: 아래목신경의 등쪽가지

(9) 허리네모근 고정 목엉덩갈비근 자극하기

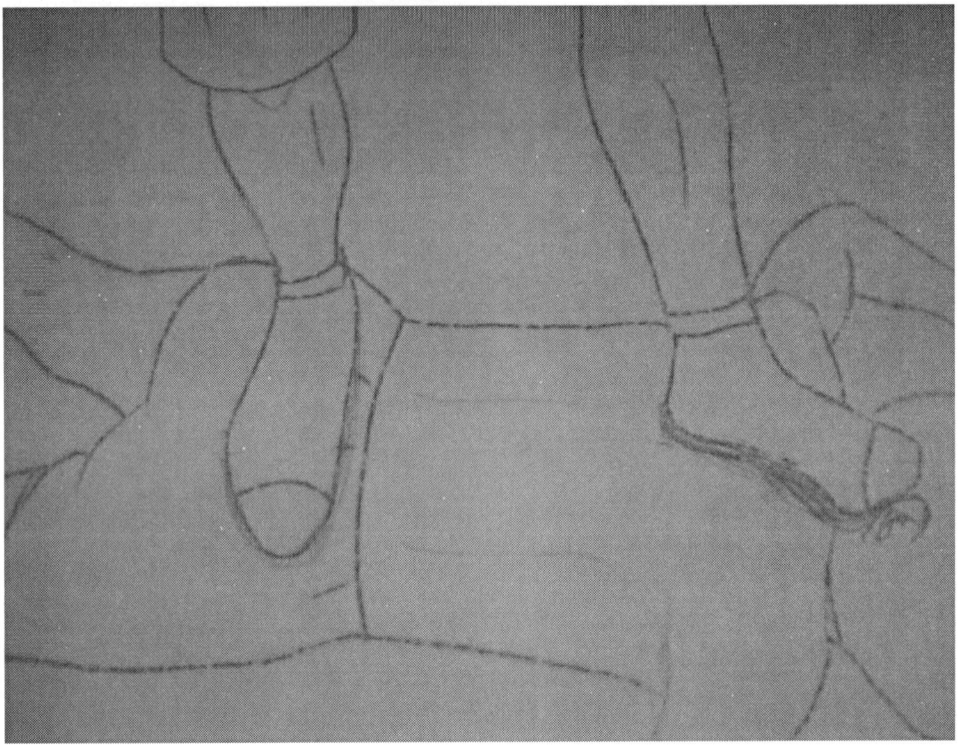

- 고정점: 허리네모근
- 작용점: 목엉덩갈비근
- 시 술: 양손에 봉을 잡고 서서 중심을 잡은 후 한발은 허리 네모근을 밟고, 다른 발은 목 엉덩갈비근을 자극한다.
- 효 과: 허리통증완화 및 견갑근 가동범위확대
- 작용근 및 신경부위: 척추신경의 등쪽가지

(10) 외복사 고정 가쪽갈래근 자극하기

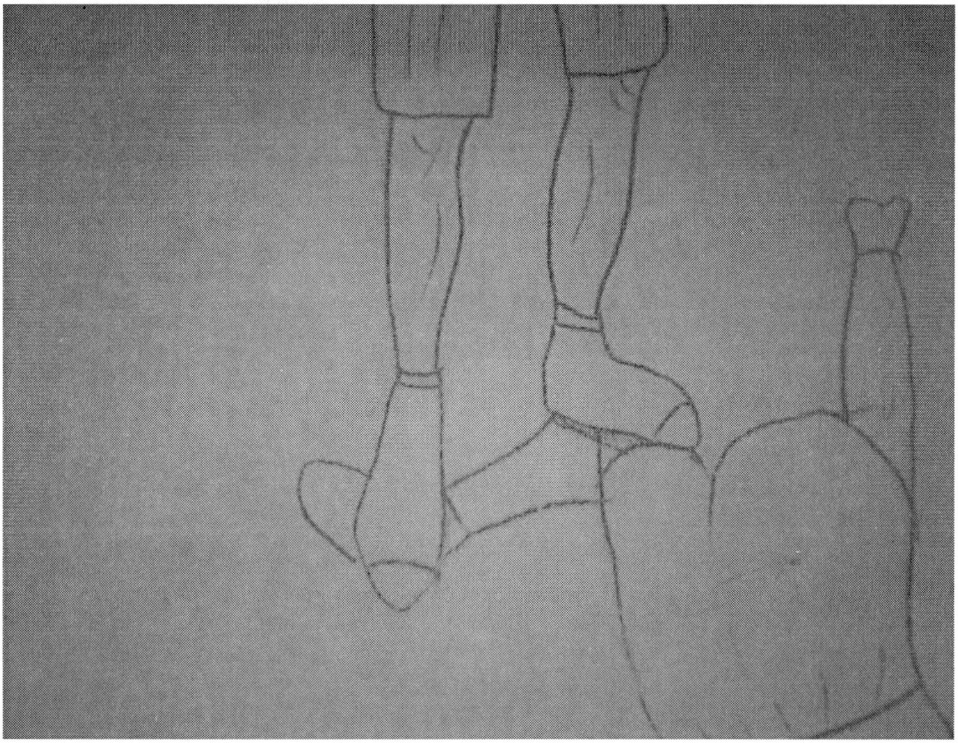

- 고정점: 외쪽 복사
- 작용점: 정강뼈 머리 및 장딴지근 가쪽갈래
- 시 술: 양손으로 봉을 잡고 서서 한쪽발은 외쪽 복사 주변을 고정하고, 다른쪽 발은 무릎관절 바깥쪽 부분의 장딴지 근 상부를 자극한다.
- 효 과: 무릎 뒤틀림, 발목 염좌 및 통증완화
- 작용근 및 신경부위: 얕은 종아리신경 L4,L5,S1

(11) 외복사 고정 큰볼기 자극하기

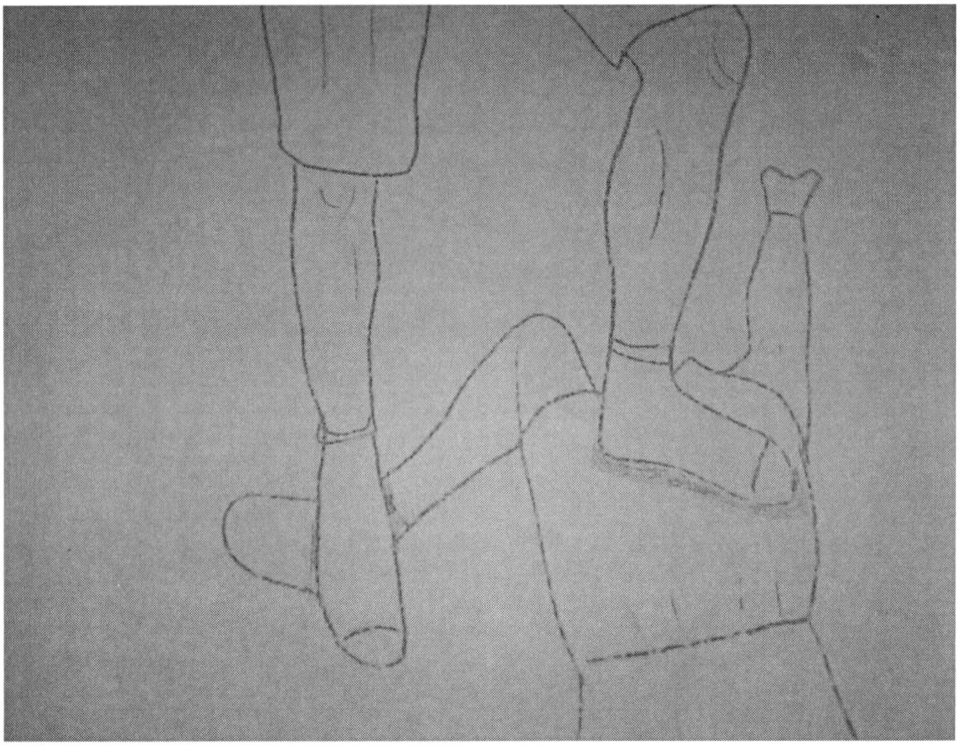

- 고정점: 외쪽복사
- 작용점: 큰볼기근
- 시 술: 양손으로 봉을 잡고 서서 한쪽발은 다리를 고정하고, 다른쪽 발은 둔부를 자극한다.
- 효 과: 무릎결림 완화 및 허리통증 제거
- 작용근 및 신경부위: 엉치신경얼기가지 L4, L5, S1, S2 / 폐쇄신경 L3, L4

(12) 큰볼기근 고정 목가장긴근 자극하기

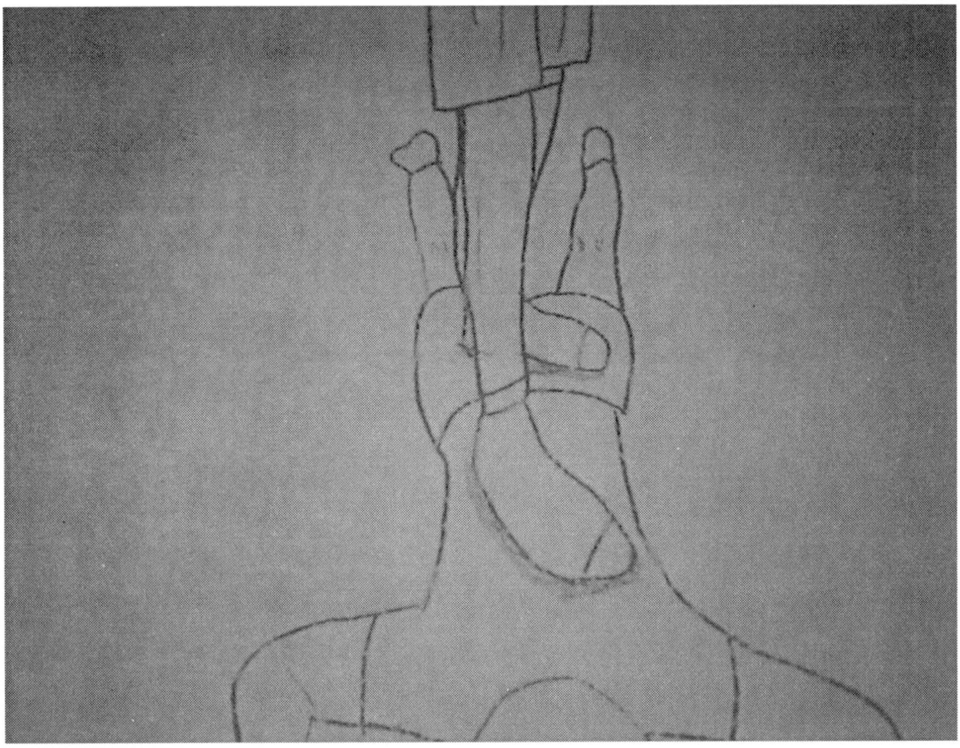

- 고정점: 큰볼기근(Gluteus maximus)
- 작용점: 목가장긴근(longissimus cervicis)
- 시　술: 양손에 봉을 잡고 서서 한쪽 발은 둔부의 큰볼기근을 자극하고 다른 한발은 척추주변에 분포돼있는 목가장긴근을 자극한다.
- 효　과: 등쪽의 담, 결림, 강직 시
- 작용근 및 신경부위: 아래목신경의 등쪽가지

제 3 편

족(足) 자극편

1. 족(足)자극의 이해

족(足)자극법은 직립보행을 하면서부터 하체에 많은 힘을 지탱함으로써 발생하는 질병을 예방하기 위하여 실시되었고, 인간이 태어나서 걷기시작하면 가장 많이 활용하는 부위가 하체 중 다리부분이며, 그로 인해 누적되는 피로가 고스란히 발바닥에 집중된다는 사실을 알게 된 후부터 관심을 갖게 되어 발자극법이 피로회복법의 하나로 활용되고 있는 실정이다.

2. 족(足)자극을 위한 발구조 해부

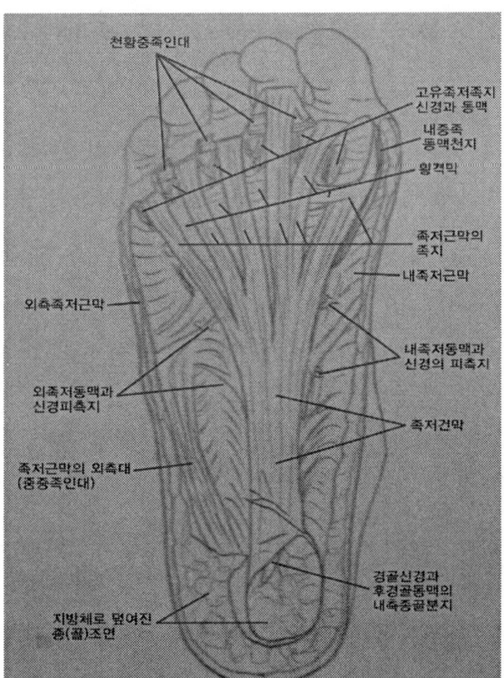

3. 족(足)자극의 적용

1) 발 자극법

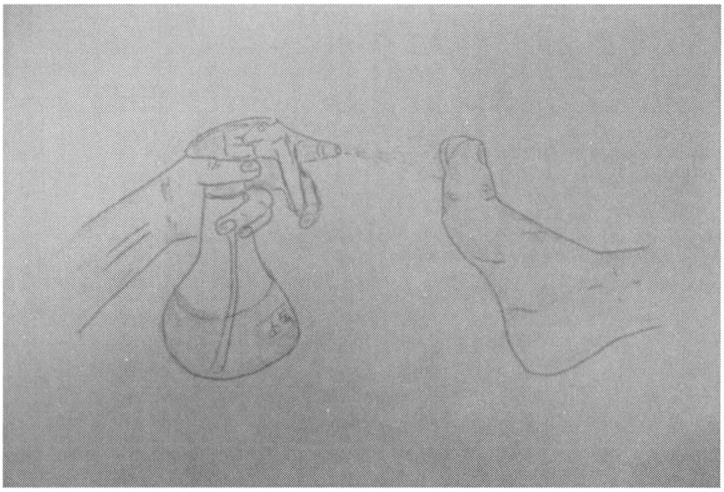

① 준비 : 소독약을 뿌린 후 엄지로 자극하고 발목을 엄지로 압박, 아킬레스건 2지 유날법(꼬집듯이)으로 자극해준다. 특히, 따뜻한 물로 약 10분 동안 온족한 후 시작하는 것이 좋다.

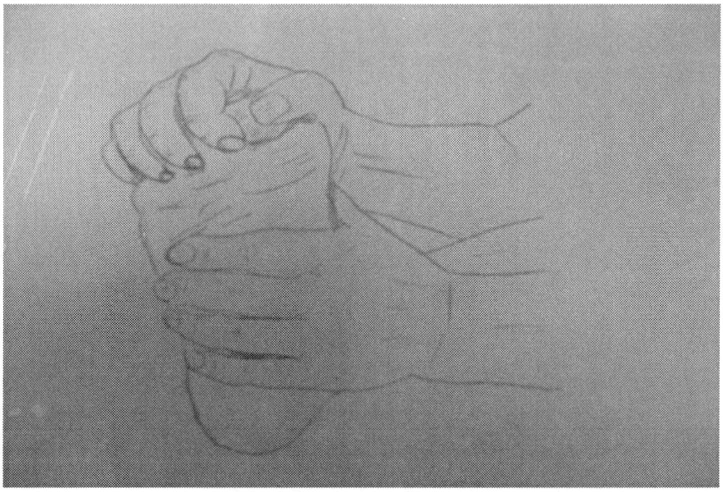

② 발가락전체를 구부렸다 폈다 자극해주고 한발가락씩 자극해준다. 약 3초정도 압박지속 후 발가락을 흔들어 준다.

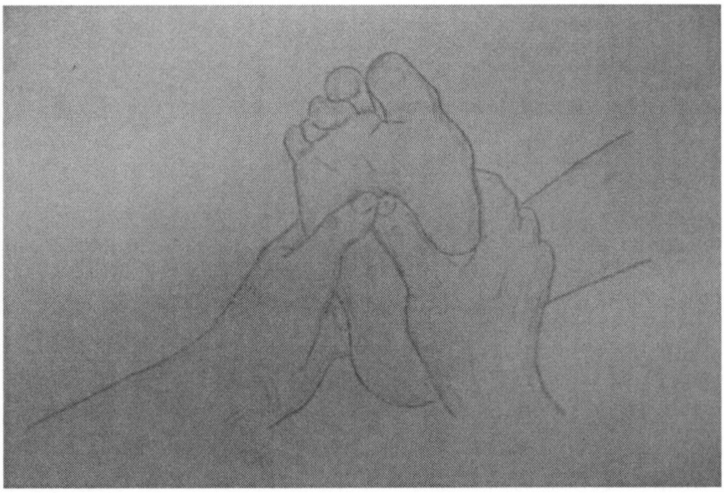

③ 발바닥을 강찰법(엄지세워누르기)으로 골고루 자극해준다. 시술자의 손톱길이에 따라 자극의 강도가 다르므로 적당히 조절하도록 한다.

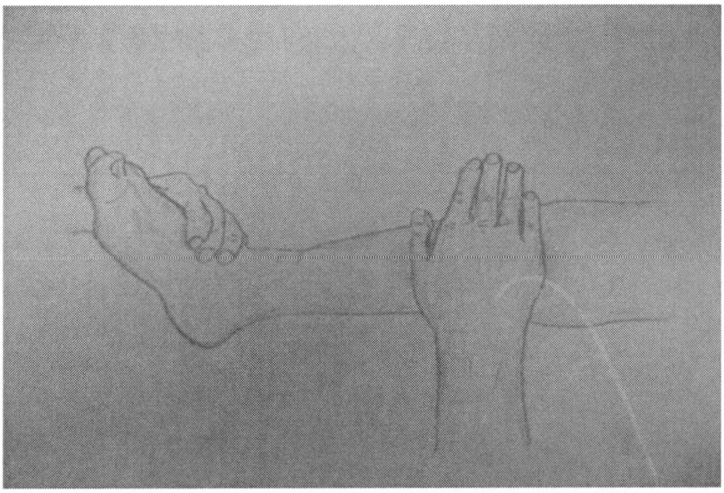

④ 다리 앞, 뒤 부분을 손바닥 유날법으로 쓰다듬어 자극해준다. 특히 서서 일하는 경우 자주 발생하는 정맥류 현상을 예방하기 위하여 필요한 자극법이다(마사지크림을 활용하면 더 효과적이다).

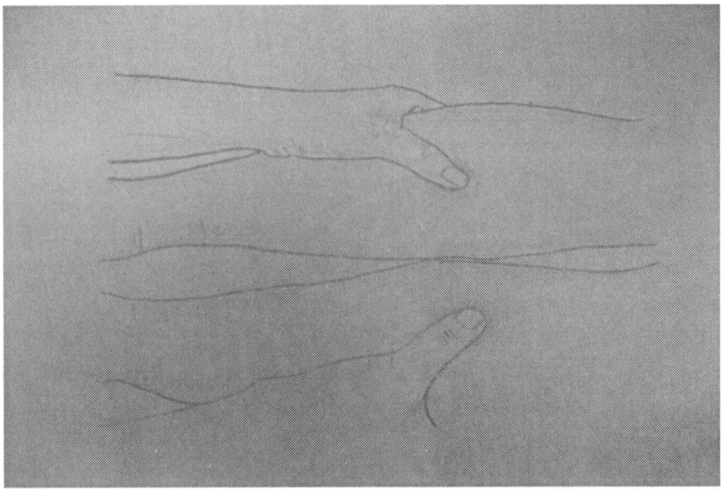

⑤ 다리의 피로는 장단지(비복근) 주변을 자극함으로써 빠른 회복을 할 수 있고, 장단지 부분을 엄지와 검지로 잡았다 놓았다를 반복하면서 자극하는 방법이다.

4. 발자극을 통한 건강관리(순환기계 구분을 중심으로)

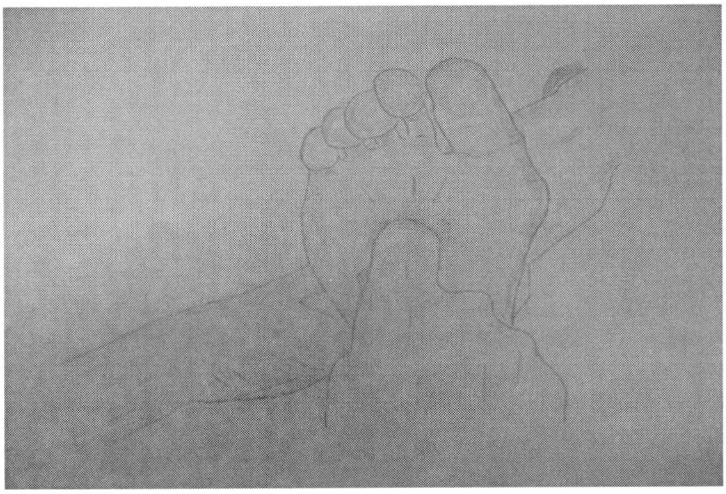

① 신장의 발반사 자극 지점은 두번째와 세번째 발가락 사이 아래 여덟 팔 자 모양이 교차되는 아래부분으로 자극시 부종예방에 효과적이다.

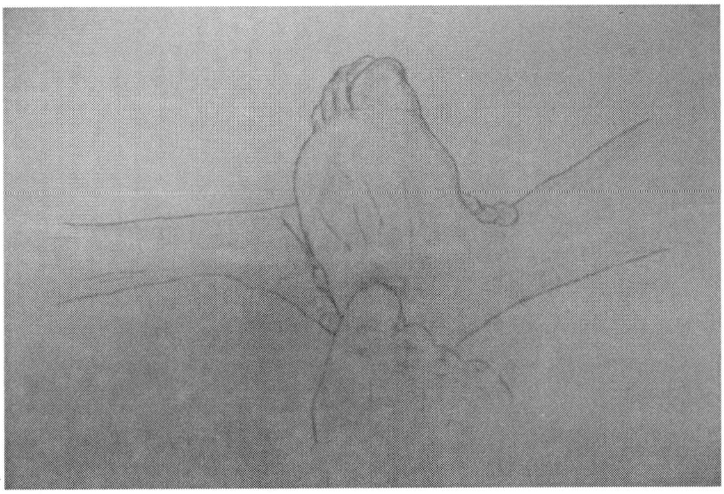

② 수뇨관의 발반사 자극 지점은 엄지발가락과 뒤꿈치 사이 중간지점에 위치하여 신장기능을 보조로 담당한다.

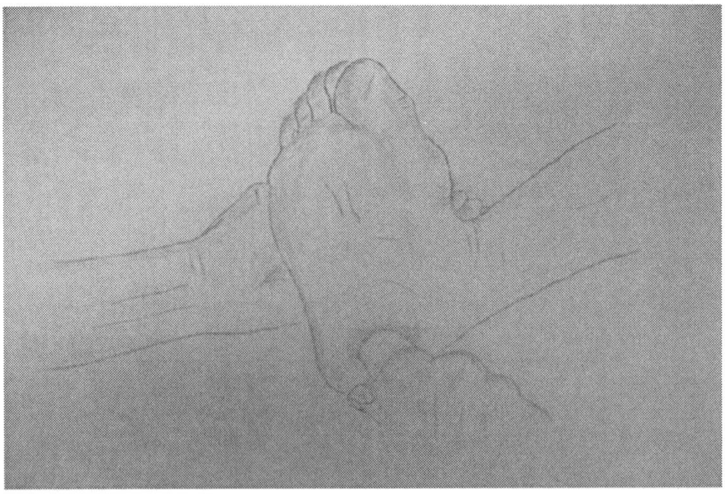

③ 방광의 발반사 자극 지점은 발의 안쪽 복사뼈에서 아래로 연장된 발바닥 안쪽 지점에 위치하고 있으며 소변장애 및 요도통이 발생될 경우 검지를 구부려 자극하면 도움이 된다.

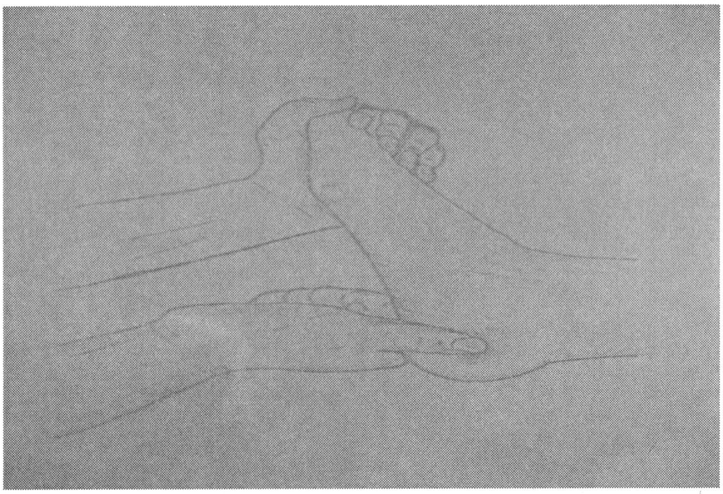

④ 요도의 발반사 자극 지점은 발의 안쪽 복사뼈 밑에 위치하며 소변의 배출이 원활하지 못할 경우 자극하면 도움이 된다.

2) 내분비계

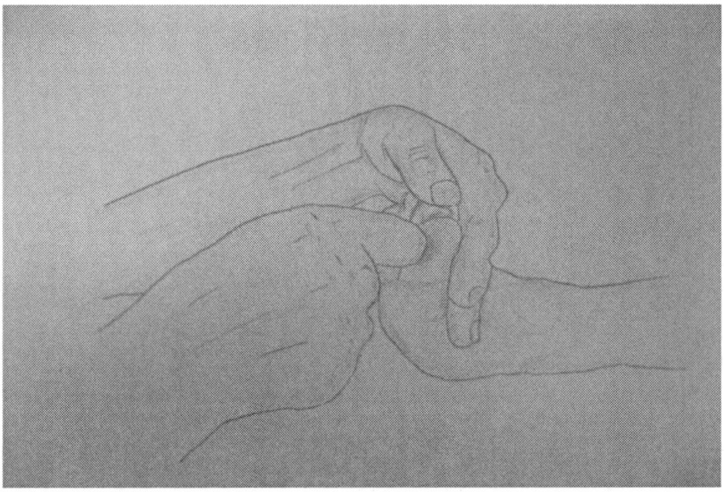

① 뇌하수체의 발반사 자극 지점은 엄지발가락 정중앙부분이며 특히 검지를 접어 강하게 자극하도록 한다.

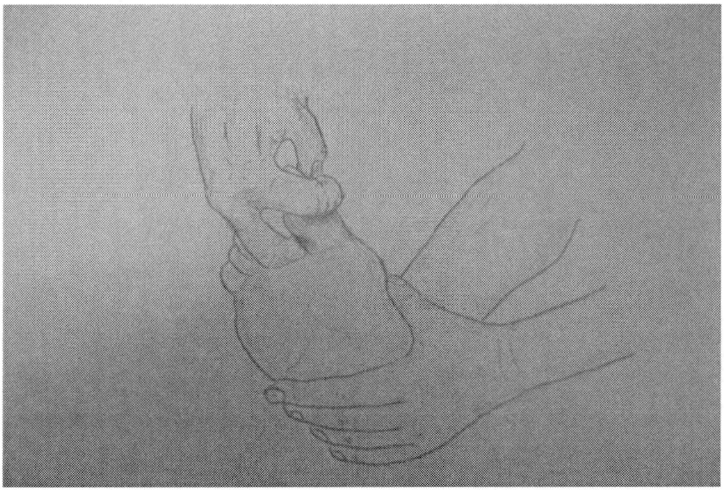

② 부갑상선의 발반사 자극 지점은 엄지발가락 두번째 뼈마디의 바깥쪽으로 다리저림 현상 및 수족마비시 효과적이다.

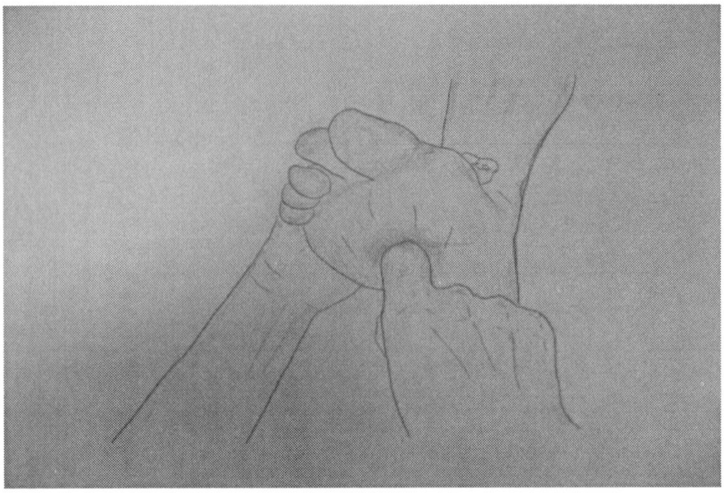

③ 부신의 발반사 자극 지점은 둘째·셋째 발가락 사이 아래 교차되는 지점으로 이 부분을 자극시 혈액순환 촉진과 대사작용에 효과적이다. 특히, 어지러움에 효과적이다.

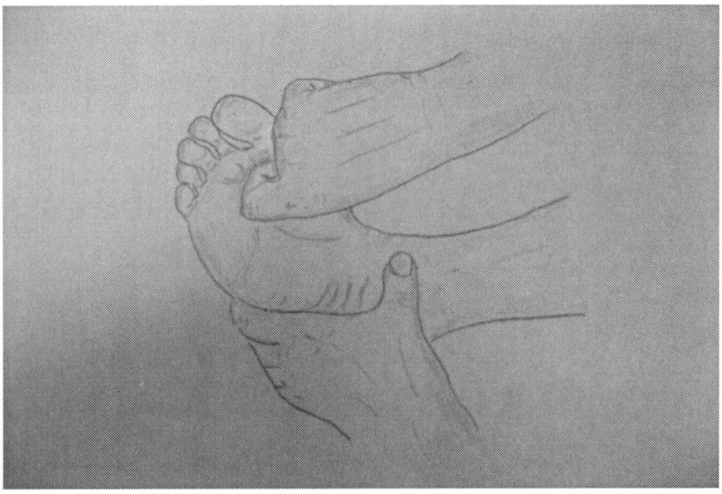

④ 갑상선의 발반사 자극 지점은 엄지발가락 아래 볼록한 곳으로 운동 후 자극을 함으로써 불면증이나 발한 등에 효과적일 수 있다.

3) 신경기계

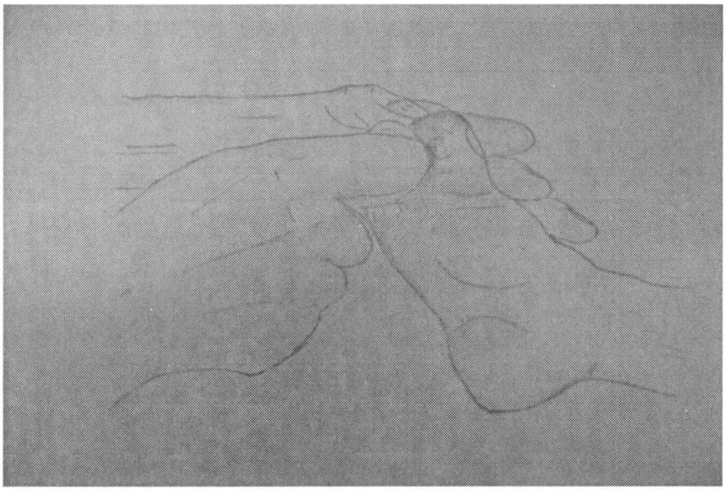

① 대뇌의 발반사 자극 지점은 엄지발가락 가운데 전체면을 뜻하며 이부분을 자극함으로써 혈압이 조절되어 안정감을 찾을 수 있다.

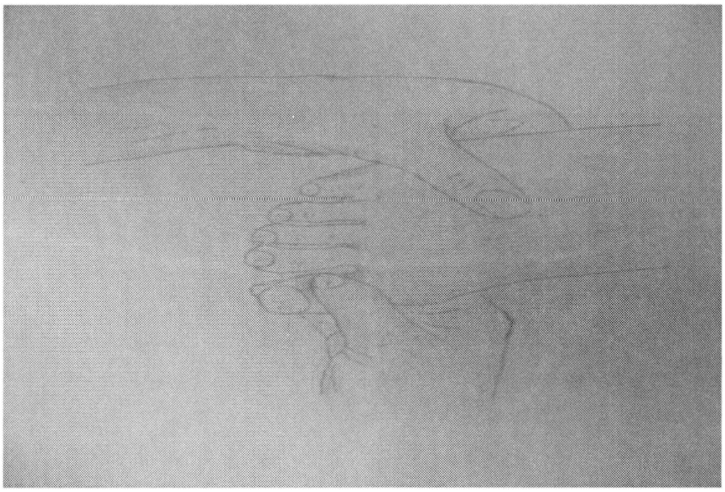

② 소뇌의 발반사 자극 지점은 엄지발가락의 안쪽지점이며 동작이 작은 운동 실시 전에 자극을 주면 운동에 도움을 줄 수 있다(머리가 시원함을 느낄 수 있다).

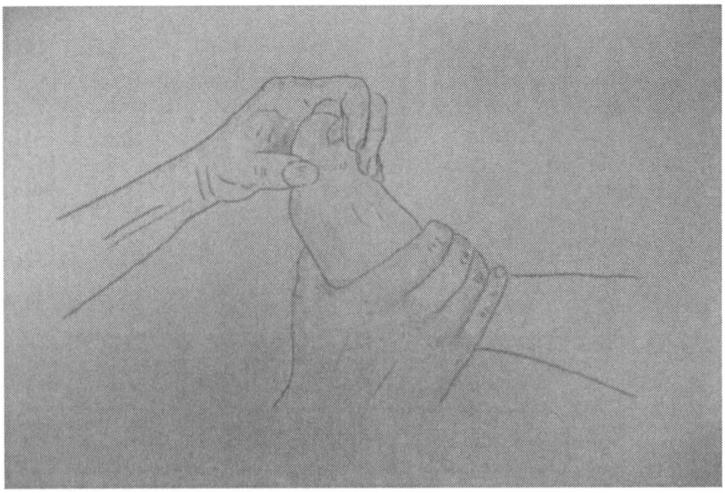

③ 삼차신경의 발반사 자극 지점은 엄지발가락의 옆면에서 발끝중앙까지이며 편두통시 자극을 하면 효과적이다.

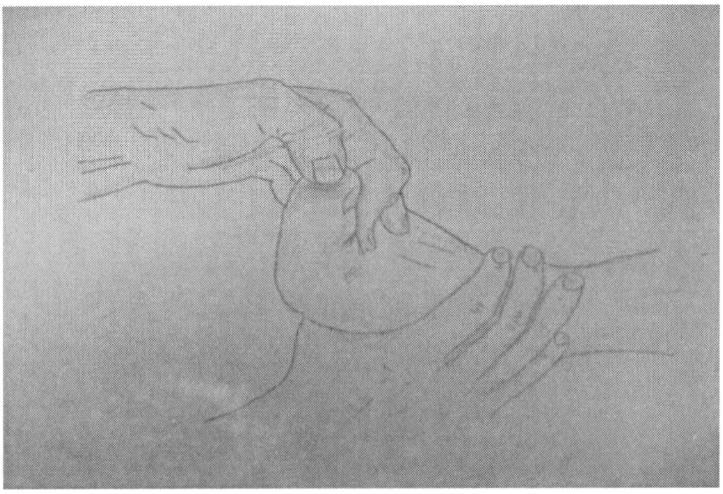

④ 전두동의 발반사 자극 지점은 다섯 발가락의 맨 위 끝부분으로 특히 감기, 두통시 자극을 주면 도움이 된다.

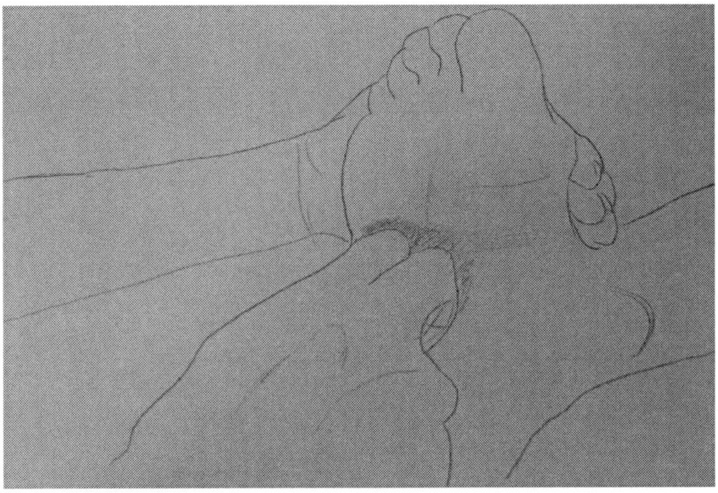

⑤ 복강신경총의 발반사 자극 지점은 발가락 아래 볼록한 살의 지점으로 명치부분이 답답할 때 자극을 주면 효과적이다.

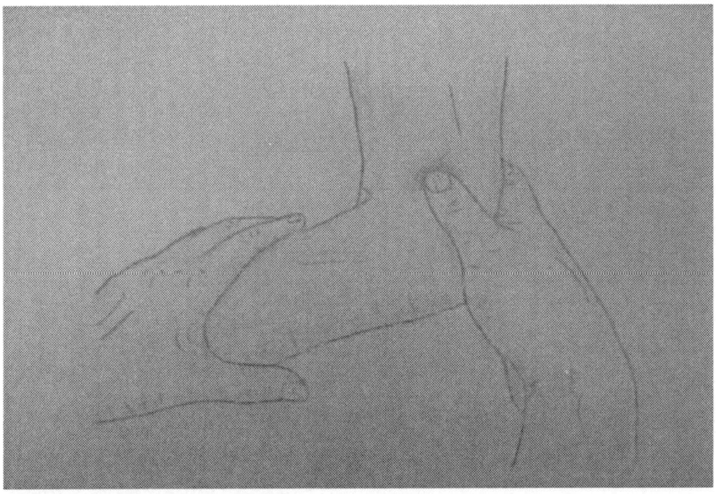

⑥ 대퇴신경의 발반사 자극 지점은 복사뼈 안쪽 윗부분으로 변비가 심할 경우 자극시 효과가 있다.

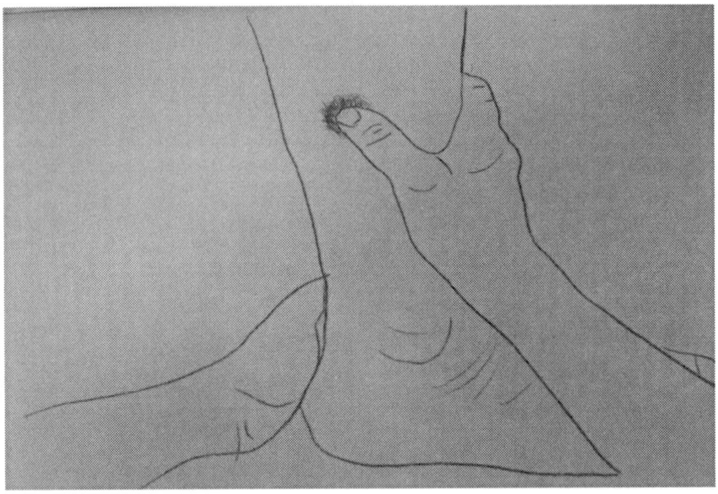

⑦ 좌골신경의 발반사 자극 지점은 오른발은 안쪽, 왼발은 바깥쪽 복사뼈 위에서 무릎아래까지 이며 관절계통의 통증유발시 자극을 주면 일시적 효과를 볼 수 있다.

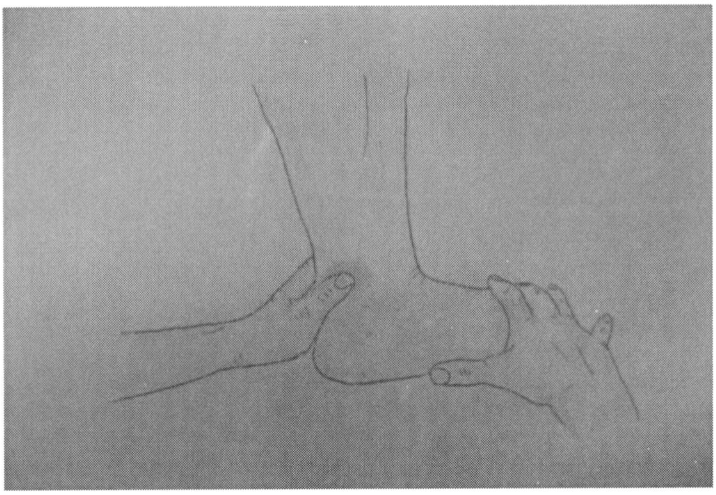

⑧ 비골신경의 발반사 자극 지점은 바깥쪽 복사뼈 뒤쪽에서 위로 부인과 질병이나 생리불순시 자극을 주면 일시적 효과를 볼 수 있다.

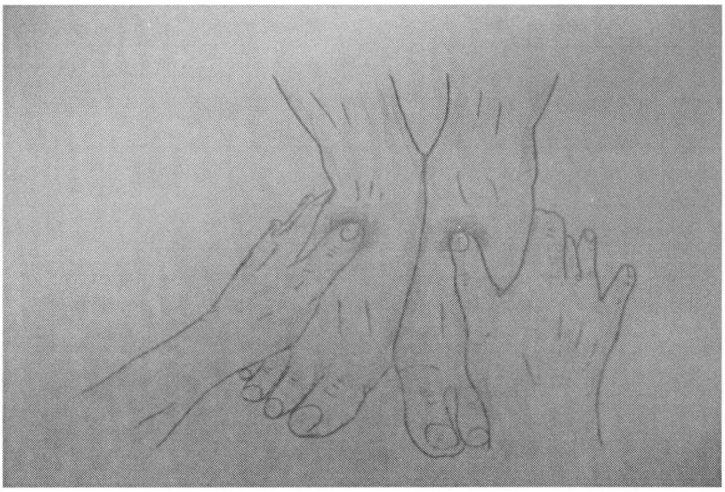

⑨ 횡경막의 발반사 자극 지점은 발등 중앙의 가로지점이며 가슴이 답답하거나 헛배가 부를 때 자극을 주면 효과적이다.

4) 감각기계

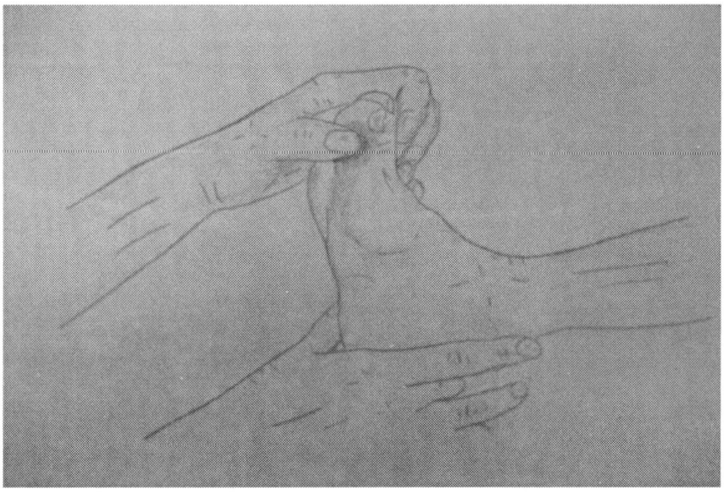

① 코의 발반사 자극 지점은 엄지발가락 바깥쪽 옆면에서 발톱끝 중앙까지 이어지는 부위로 감기나 비염과 같은 코의 질병시 자극을 주면 효과적이다.

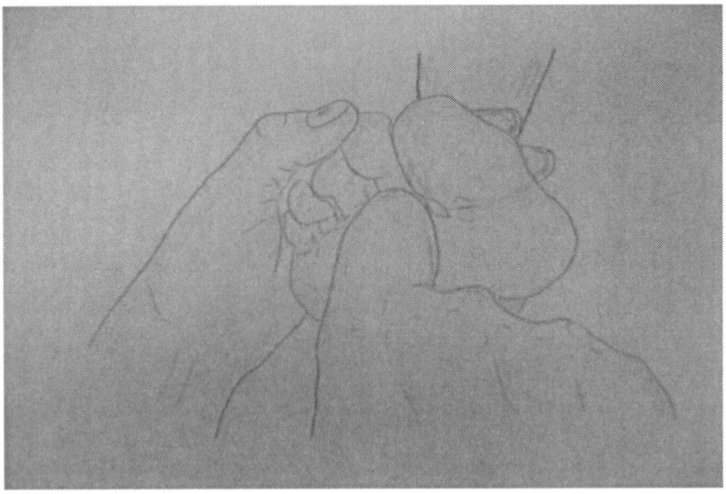

② 눈의 발반사 자극 지점은 제 2, 3번째 발가락 중간에 위치하며 특히 두 눈이 피로함을 느낄 경우 효과적이다(충혈 및 눈물마름시 효과).

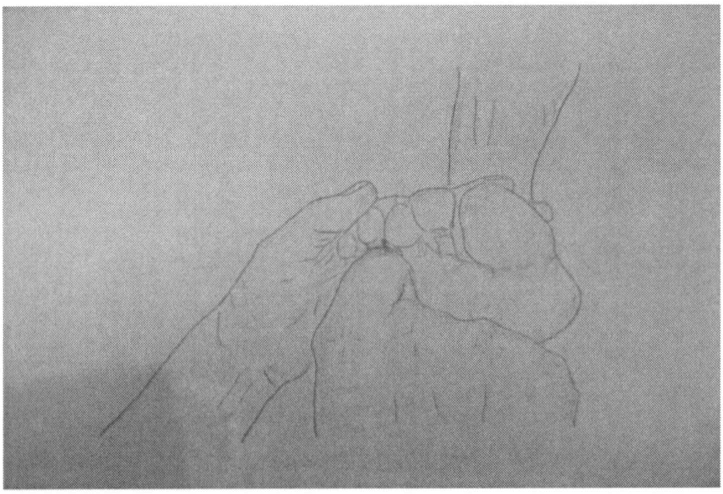

③ 귀의 발반사 자극 지점은 제 4, 5번째 발가락 중간에 위치하며 어지러움이나 중이염에 효과적이다(평형감각에 도움).

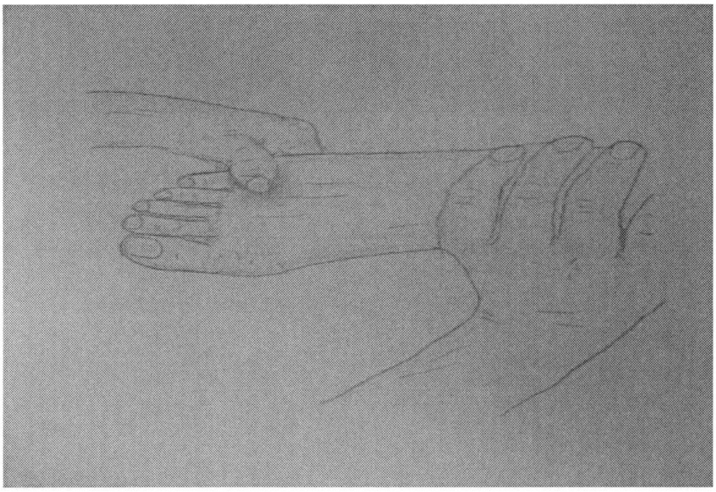

④ 평형기관의 발반사 자극 지점은 발등의 넷째발가락과 새끼발가락 사이로 갑자기 어지럽거나 귓속에서 울림(이명)증상이 있을 경우 자극을 주면 일시적인 효과가 있다.

5) 관절기계

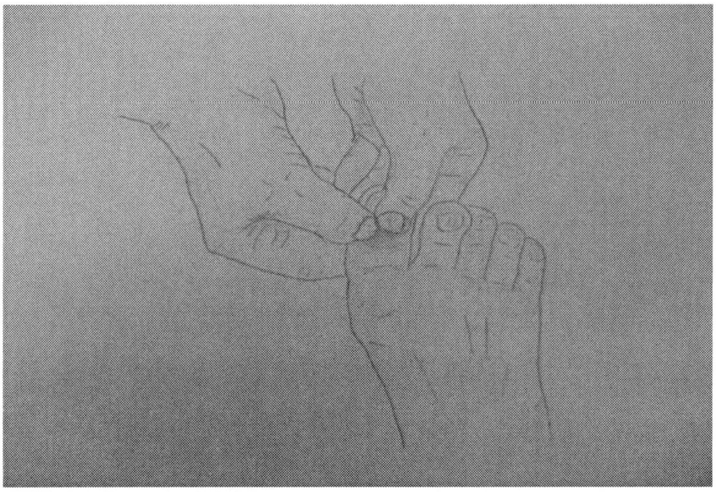

① 위턱의 발반사 자극 지점은 엄지발가락의 발톱 바로 아래지점이며 특히 치통이 있을 경우 손톱을 사용하여 자극하면 효과적이다.

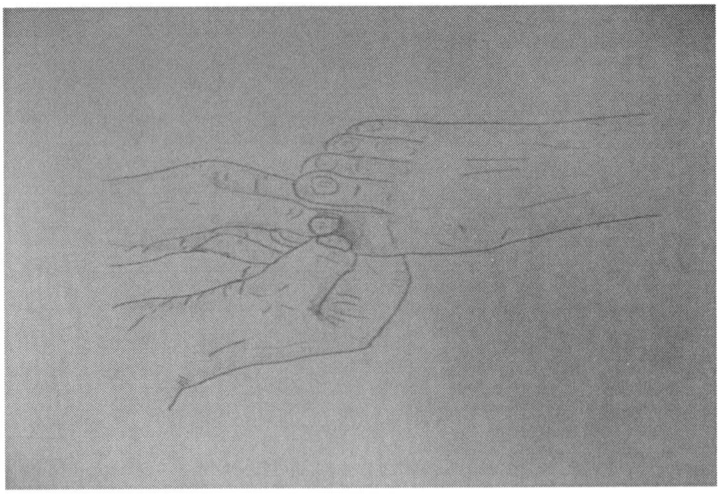

② 아래턱의 발반사 자극 지점은 엄지발가락의 발톱 아래지점이다. 치통이 나 코골이가 심할 때 일시적인 자극을 주면 효과적이다.

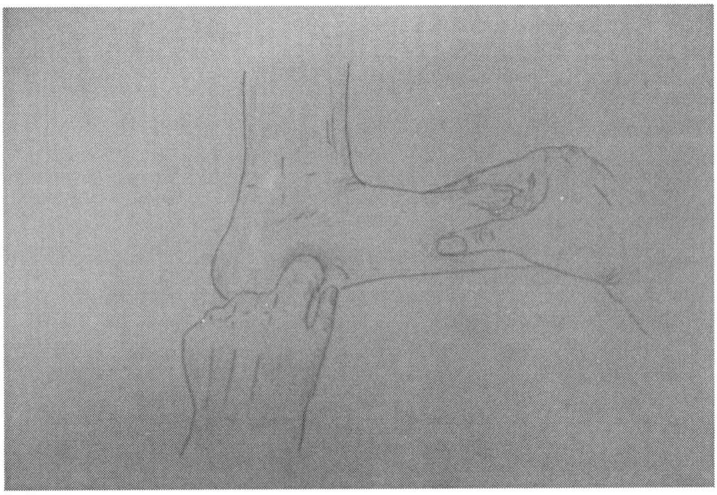

③ 무릎관절의 발반사 자극 지점은 발 바깥쪽 복사뼈 아래지점으로 피부가 예민하지만 무릎관절의 통증이 발생될 경우 자극을 주면 일시적인 효과를 볼 수 있다.

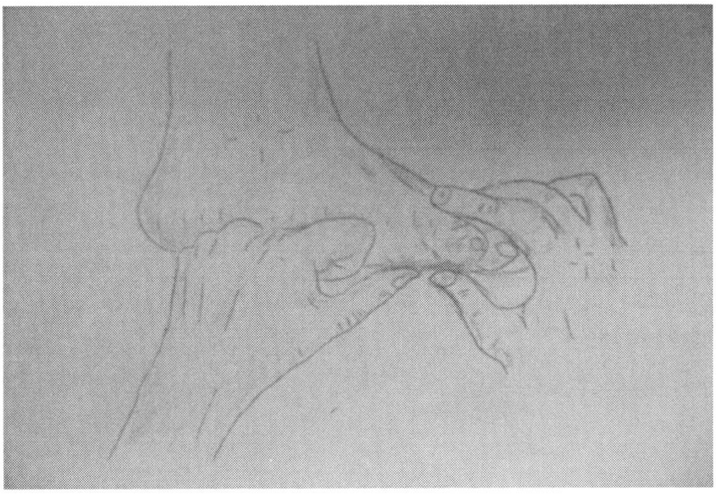

④ 팔꿈치관절의 발반사 자극 지점은 발 바깥쪽 중앙의 튀어나온 부분이며 자극시 예민하기도 하며 간지럼을 느낄 수도 있으므로 자극방법을 바꾸어 사용해도 된다(팔꿈치 통증 및 테니스 엘보일 경우 효과적).

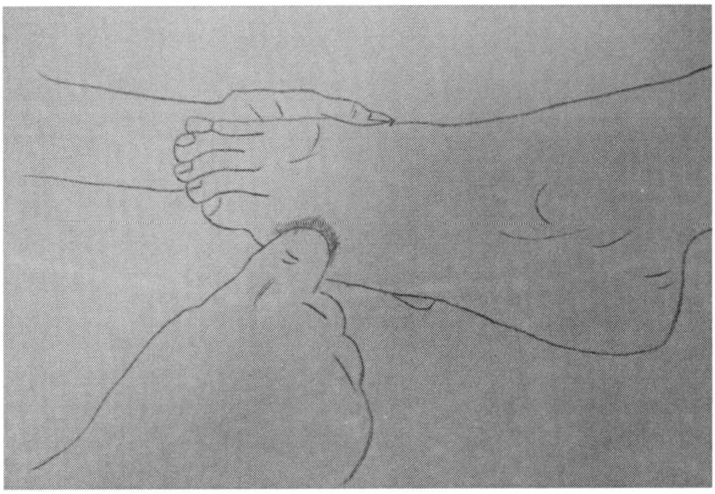

⑤ 어깨관절의 발반사 자극 지점은 발 바깥쪽의 새끼발가락 아래 튀어나온 뼈부위로 신발의 압력을 가장 많이 받아 변형될 수 있기 때문에 자주 주무르면 효과가 있다(특히 사십견, 오십견에 효과적).

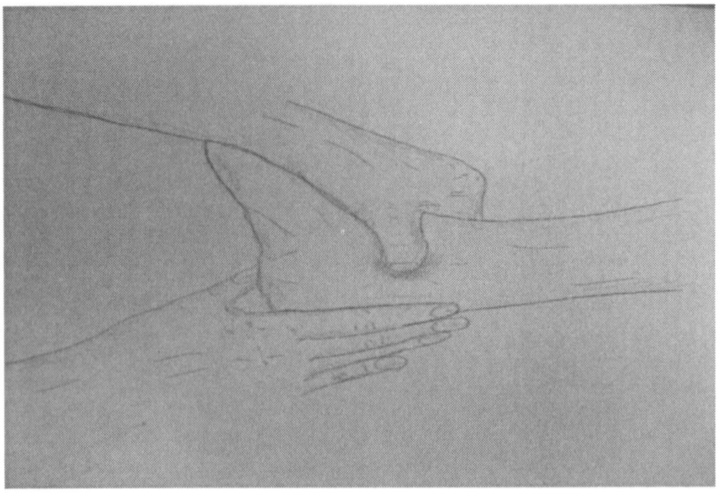

⑥ 고관절의 발반사 자극 지점은 발의 안쪽, 바깥쪽 복사뼈의 아래부위이다. 강한 움직임으로 인하여 자주 염좌가 발생하는 부위이기 때문에 충분히 이완을 한 후 운동을 하는 것이 바람직하며 허리통증이 유발될 경우 자극을 주면 일시적 효과를 볼 수 있다.

6) 골격기계

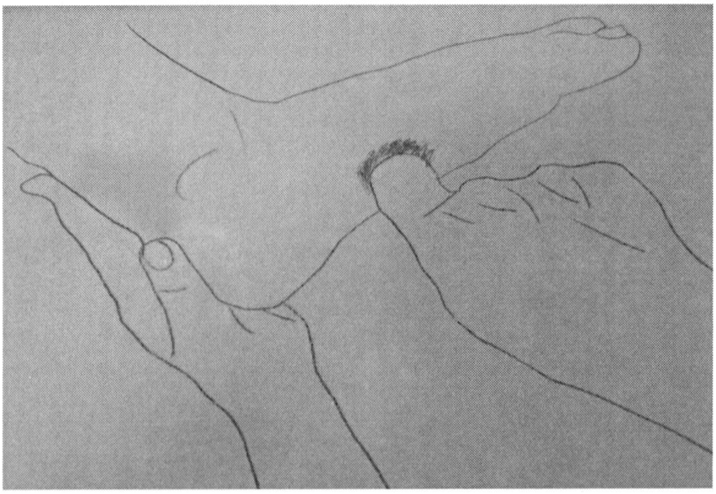

① 흉추의 발반사 자극 지점은 발 안쪽의 볼록 튀어나온 관절의 아래지점이다. 운동량이 많을 경우 부분적 경련을 유발할 수 있기 때문에 지속적인 자극이 필요하다. 특히 추간원판탈출증이 있을 경우 실시하면 효과적일 수 있다.

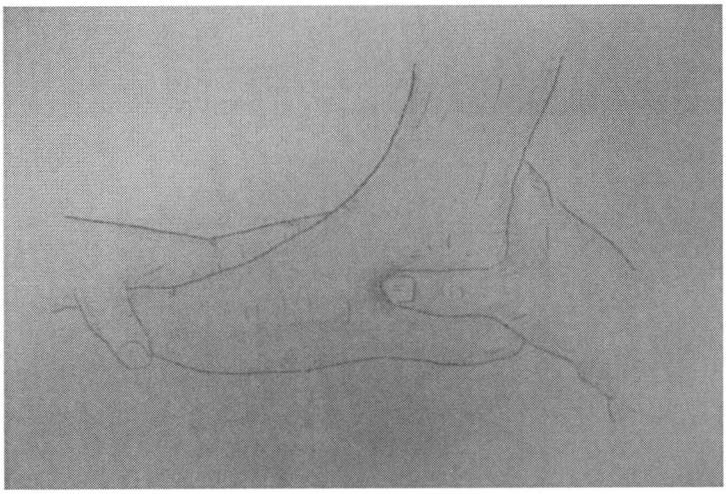

② 요추의 발반사 자극 지점은 복사뼈 바로 아래까지이다. 발목의 염좌가 자주 발생하는 부위로 엄지자극법을 사용하여 근육을 강화하는 것이 효과적이다(허리질환시 활용).

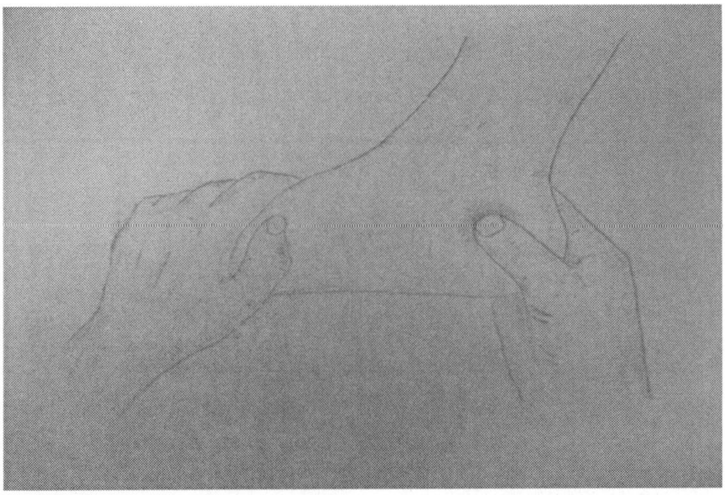

③ 미골의 발반사 자극 지점은 골반의 후벽을 형성하는 뼈로 엄지손가락으로 부드럽게 쓰다듬으며 자극한다.

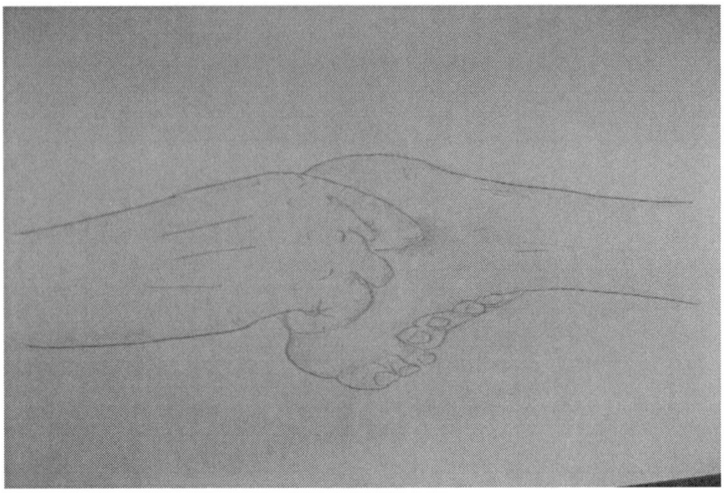

④ 내미골의 발반사 자극 지점은 발내측 뒤꿈치 위에서 밑에까지의 전체지점으로 특히 피로가 많이 쌓이고 기력이 저하될 경우 각질의 양도 많아진다. 마사지크림을 활용하여 적용하면 효과적이다.

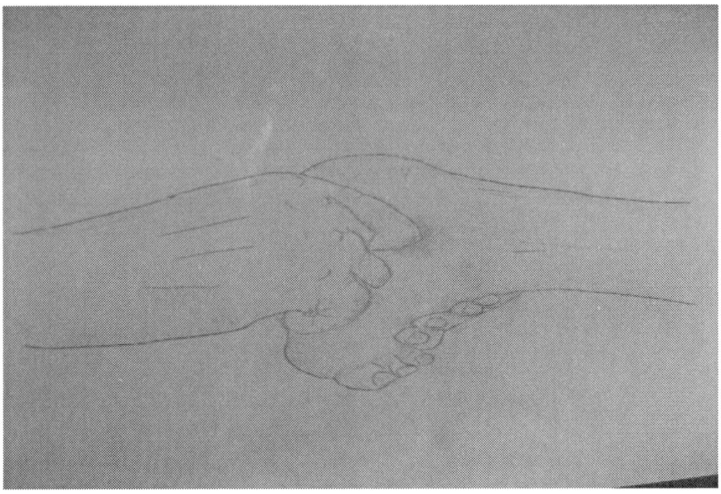

⑤ 외미골의 발반사 자극 지점은 바깥쪽 꼬리뼈를 의미하며 발바깥쪽 뒤꿈치에서 아래까지 지점이며 특히 힐이 높은 구두를 착용하는 여성들은 혈구내 헤모토크릿의 수가 감소될 수 있기 때문에 적절한 자극이 필요하다.

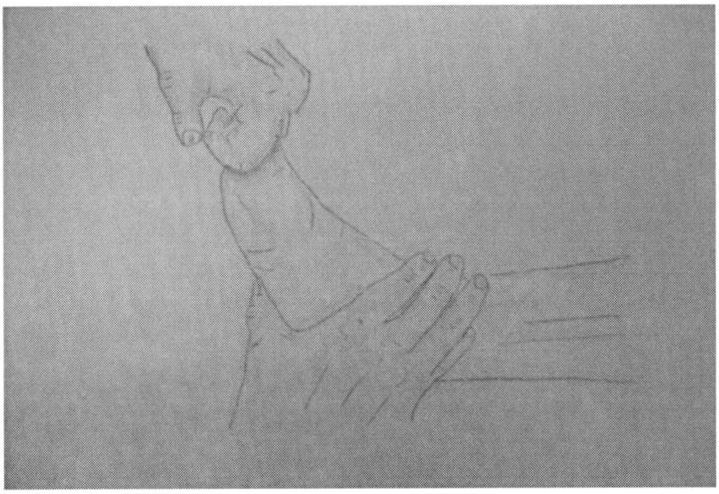

⑥ 경추의 발반사 자극 지점은 엄지발가락 바깥쪽의 제1관절부위이며 신체의 기둥역할을 하는 척추 중에서 목부위 무거운 머리의 부하를 감당하고 있기 때문에 주변 근육(경추기립근, 흉쇄유돌근)을 강화 할 수 있는 자극을 하는 것이 효과적이다.

7) 호흡기계

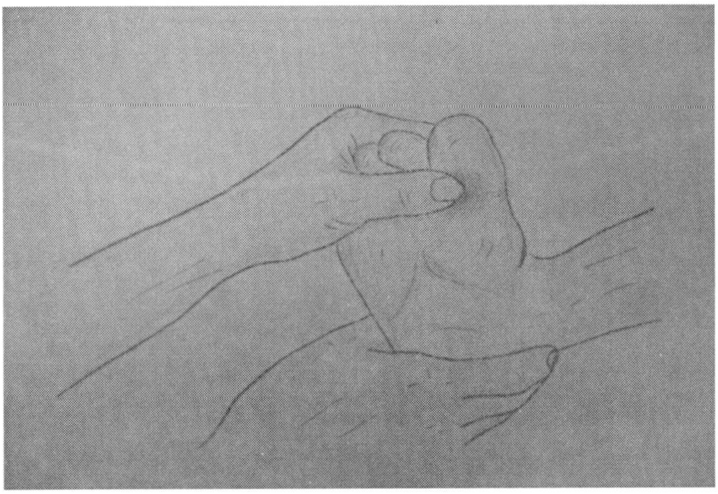

① 목의 발반사 자극 지점은 엄지발가락의 둘째마디 전체지점으로 승모근의 피로가 있을 때 이 지점을 자극하면 효과적이다. 특히 기관지 관련 질병에 도움을 준다.

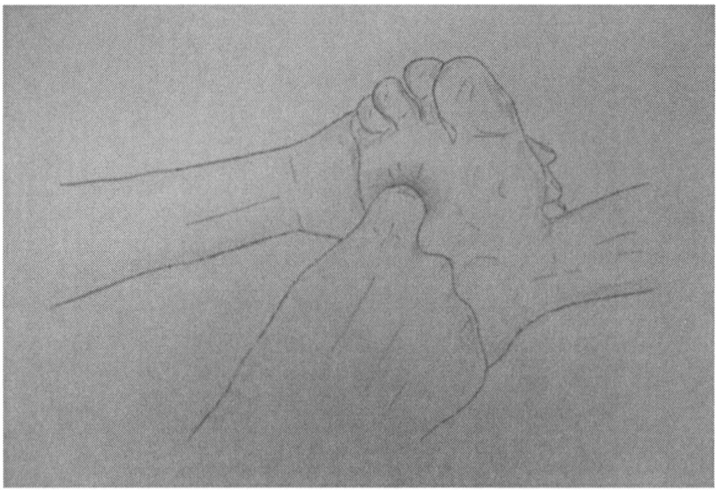

② 폐의 발반사 자극지점은 둘째발가락에서 새끼발가락아래의 볼록한 부위이며 강한 운동직후 자극을 하면 쉽게 안정을 찾을 수 있다. 특히 명치아래 부분의 답답함이 발생되면 이 지점을 자극할 경우 일시적인 편안함을 느낄 수 있다.

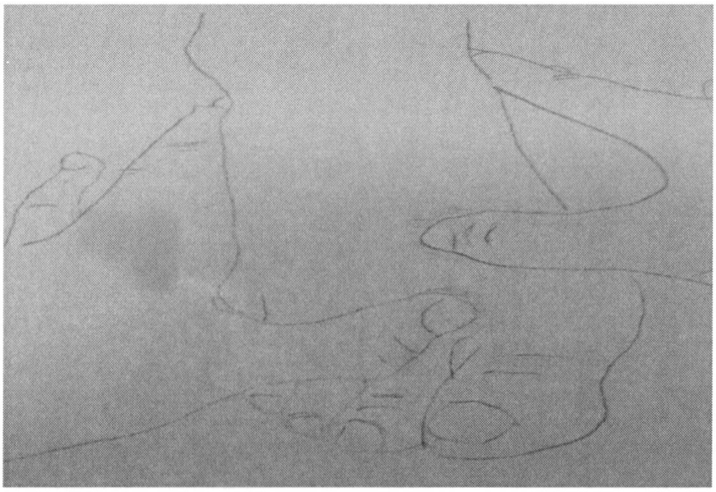

③ 기관의 발반사 자극 지점은 엄지와 검지발가락 사이로 특히 이 지점을 자극하면 호흡기능에 주요한 역할을 하며 기침이 심할 경우 효과적이다.

8) 근육기계

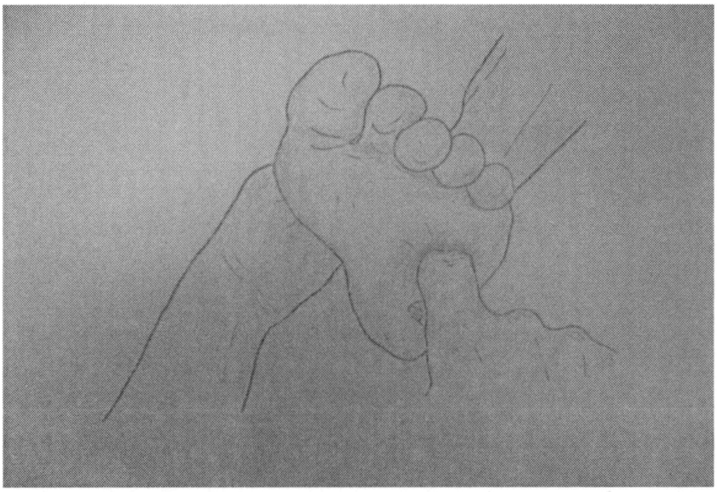

① 승모근의 발반사 자극 지점은 둘째발가락 아래 뿌리에서 새끼발가락 아래부분까지 이어지는 면으로 피곤함이 누적되었을 경우 자극을 하면 효과적이다.

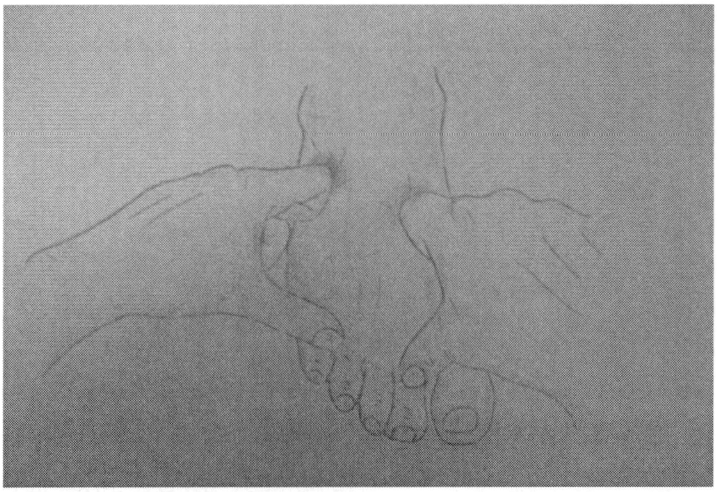

② 갈비뼈의 발반사 자극 지점은 늑골근을 의미하며 옆구리가 아프거나 늑막염이 의심될 경우 자극을 주면 효과적이다.

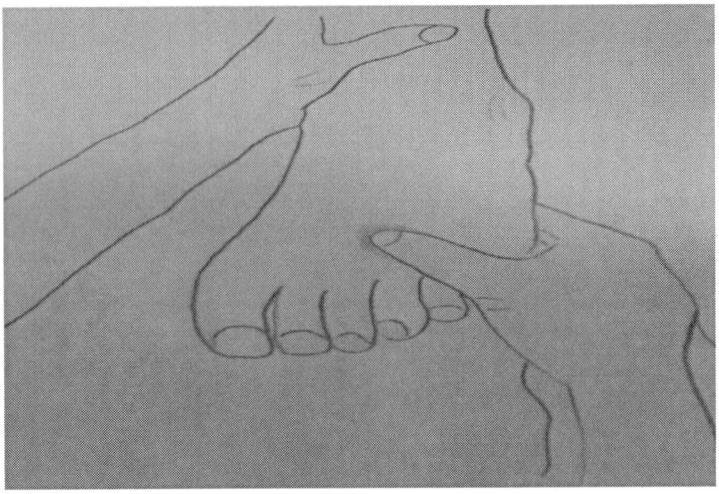

③ 견갑골의 발반사 자극 지점은 새끼발가락과 넷째발가락 사이에서 발등 중앙지점이며 테니스, 배드민턴과 같은 라켓운동 후 동반되는 통증시 자극을 하면 효과적이다(사십견, 오십견이 있을 경우 자극시 효과적).

9) 순환기계

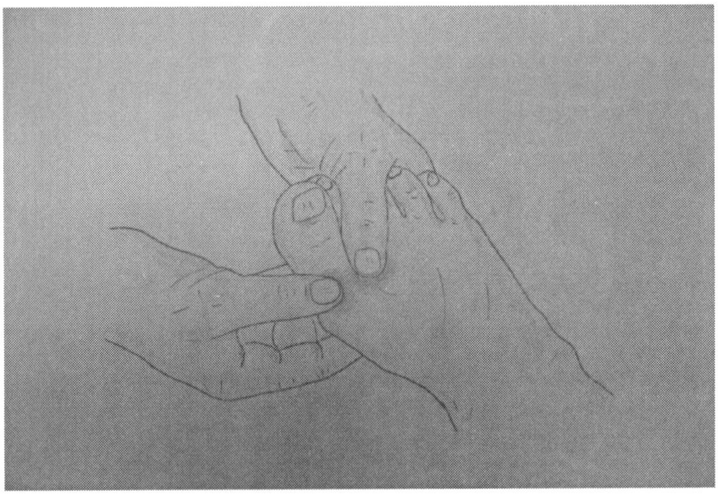

① 편도선의 발반사 자극 지점은 엄지발가락 발등 두 번째 마디 중간의 오목한 지점으로 자주 자극을 하면 감기예방에 효과적일 수 있다.

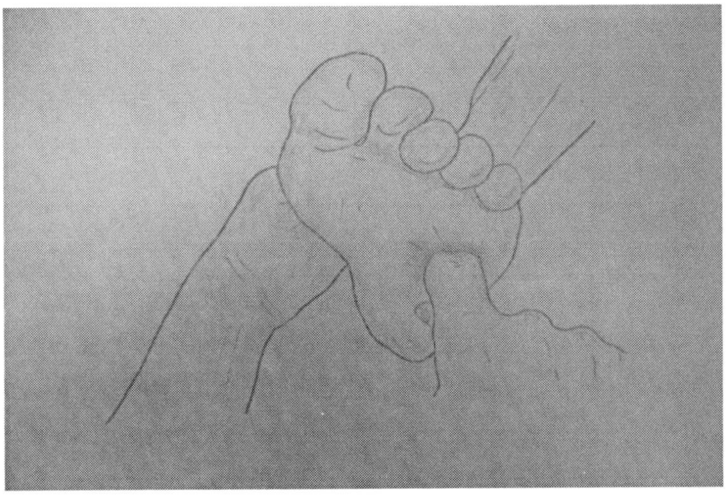

② 심장의 발반사 자극 지점은 제 4, 5번째 발가락 볼록한 살의 아래지점으로 순환기계통질환이 있을 경우 자극을 주면 도움이 된다.

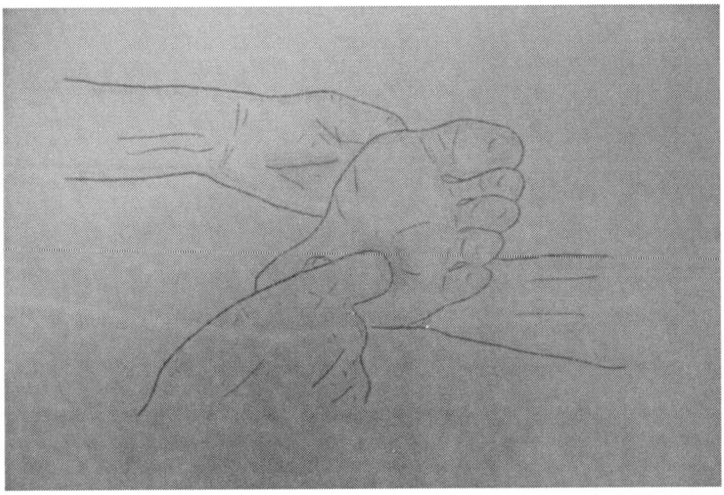

③ 비장의 발반사 자극 지점은 왼발의 심장 반사구 약간 오른쪽 아래 지점이며 이 지점을 자극하면 소화불량시 더부룩함을 느낄 때 효과적이다.

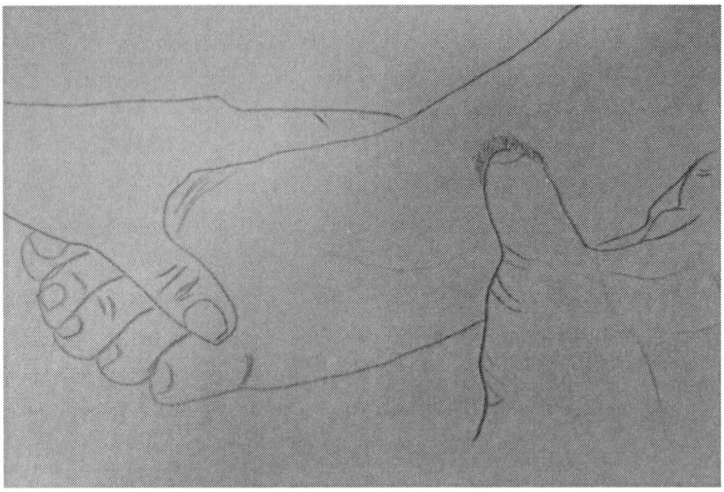

④ 상반신임파선의 발반사 자극 지점은 바깥 복사뼈에서 발목 위로 오목한 곳 지점으로 이 지점을 자극하면 노폐물 배출에 도움이 되며 발의 피로 회복에 효과적이다.

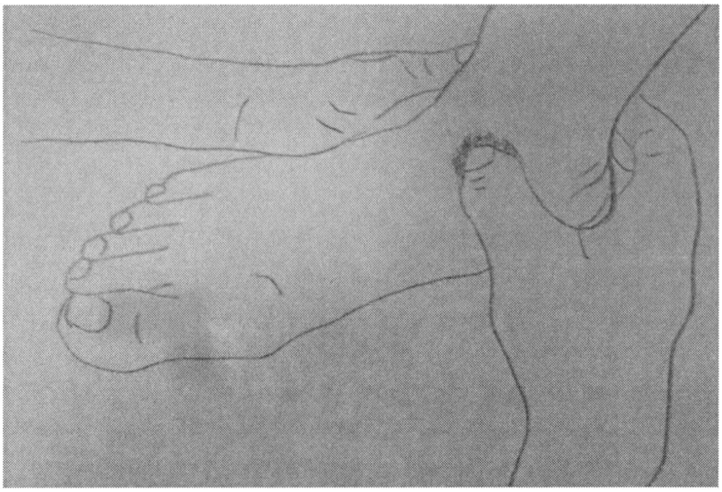

⑤ 하반신임파선의 발반사 자극 지점은 안쪽 복사뼈에서 발목 위로 오목한 곳 지점으로 이 부분은 하체의 피로를 풀어주는데 효과적이다(감기 예방, 면역력강화).

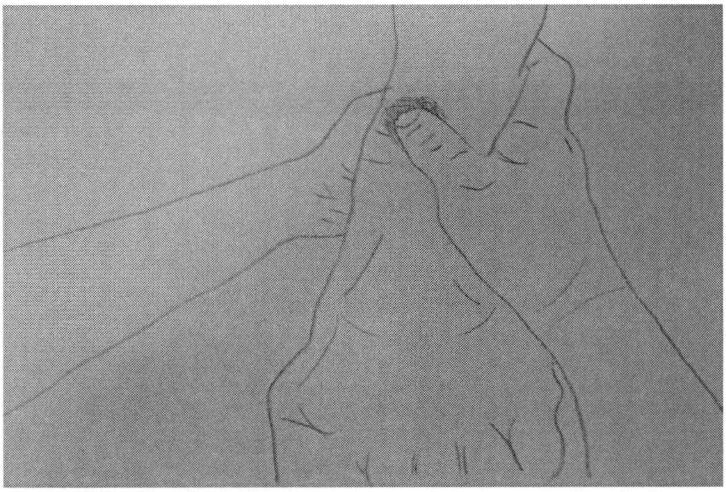

⑥ 서혜부의 발반사 자극 지점은 사타구니를 의미하며 안쪽 복사뼈 위 오목한 곳으로 하지의 저림현상이 자주 발생할 경우 자극을 주면 효과적이다.

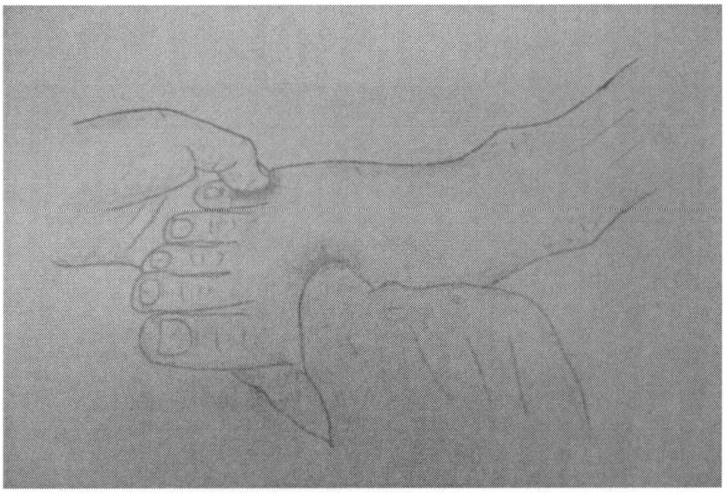

⑦ 흉부임파선의 발반사 자극 지점은 발등의 엄지발가락과 검지 발가락 사이지점으로 각종 임파선 관련 질환의 면역력을 강화 시킬 수 있다.

10) 소화기계

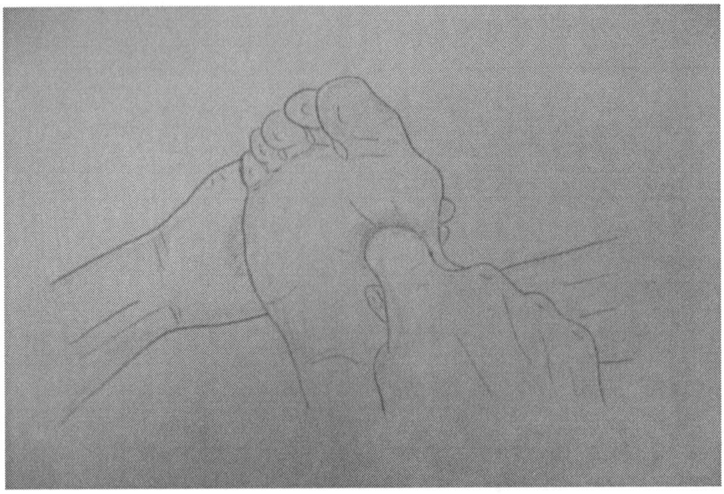

① 위장의 발반사 자극 지점은 엄지발가락 두 번째 뼈마디 부분의 지점으로 속이 더부룩할 경우와 위산이 많이 분비되는 질환이 있을 경우 자극을 주면 효과적이다.

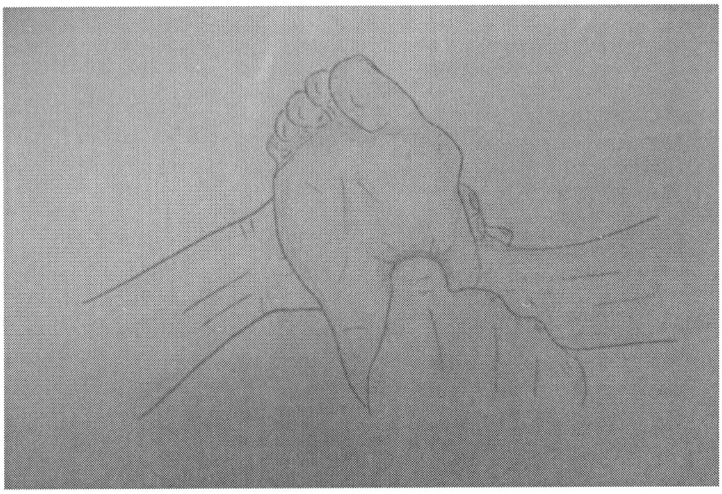

② 췌장의 발반사 자극 지점은 엄지발가락과 발꿈치 사이의 지점으로 이 지점은 만성췌장염이나 당뇨가 있을 경우 자극을 주면 일시적인 효과가 나타난다.

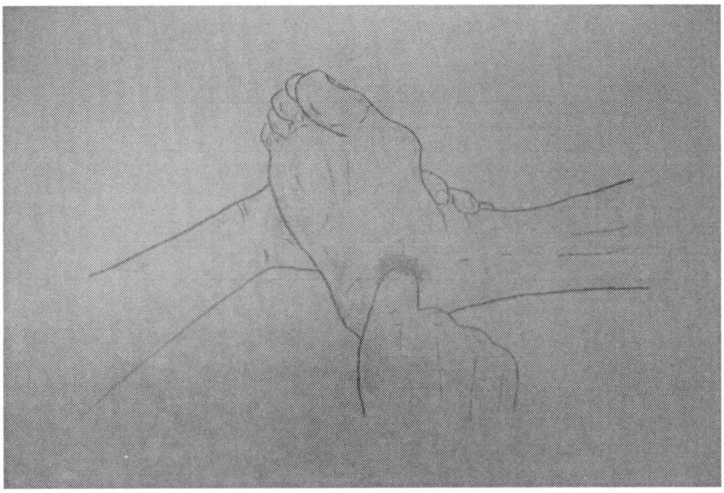

③ 십이지장의 발반사 자극 지점은 발뒤꿈치 하방 1/4지점이며, 식욕이 없을 경우 자극하면 효과적이다.

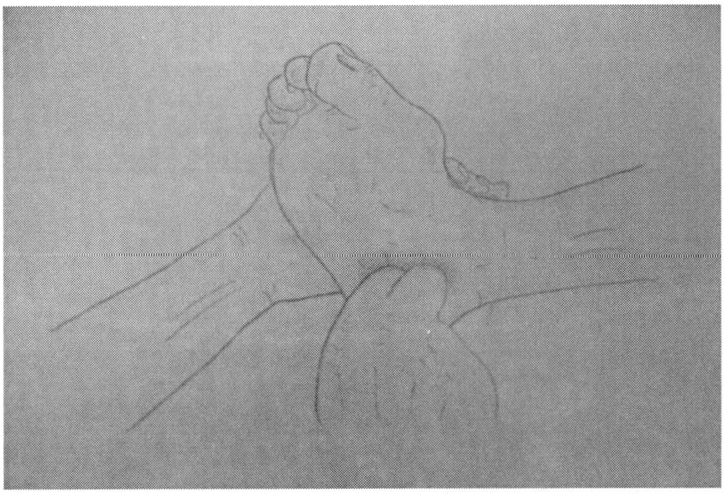

④ 소장의 발반사 자극지점은 소장의 발반사 자극 지점은 발바닥의 중앙 아래쪽 지점으로 설사나 복통에 효과적이다.

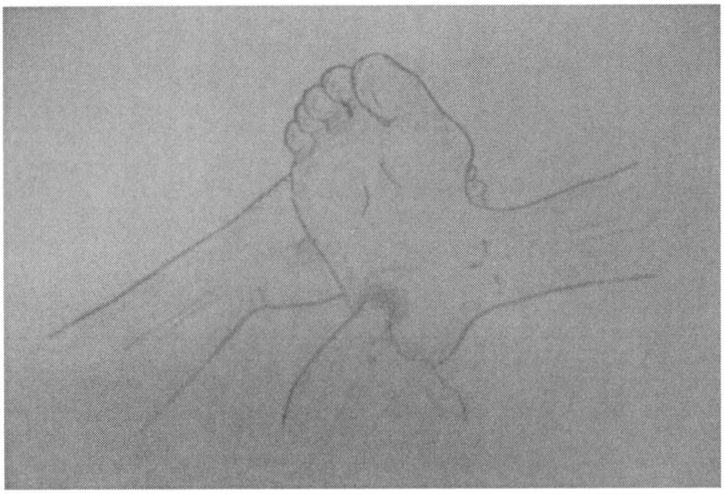

⑤ 맹장의 발반사 자극 지점은 맹장의 발반사 자극 지점은 오른쪽 발의 세끼 발가락 아래의 뒤꿈치 윗부위로 배가 더부룩할 때 자극을 주면 효과적이다.

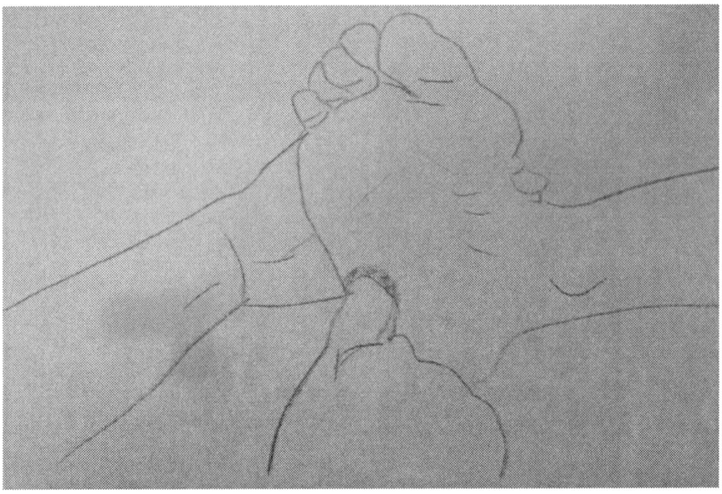

⑥ 회맹판의 발반사 자극 지점은 맹장 위로 약간 안쪽 지점이며, 노폐물이 소장으로 역류하는 것을 막고 있다. 이 부분 역시 소화 불량시 자극을 하면 효과적이다.

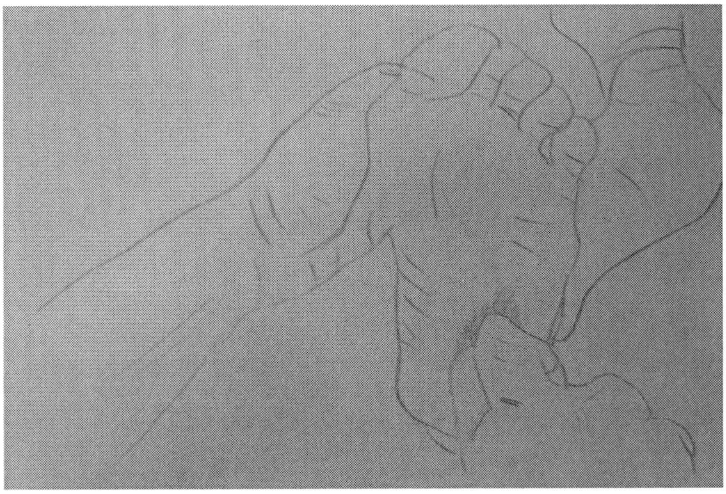

⑦ 상행결장의 발반사 자극 지점은 발의 제 4, 5번째 발가락 사이 아래 뒤꿈치 윗부분에서 발의 중앙까지이며 복통시 자극을 주면 효과적이다.

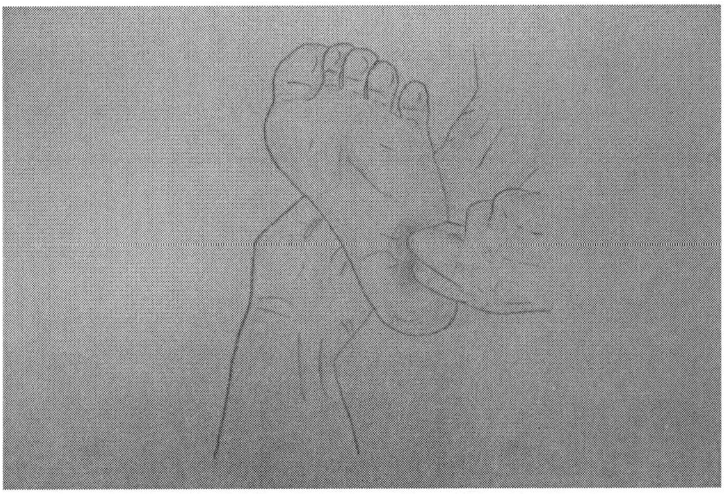

⑧ 하행결장의 발반사 자극 지점은 발 중앙의 제 4, 5번째 발가락 사이 아래에서 뒤꿈치쪽으로 이 지점을 자극시 수분과 무기질 흡수에 도움을 주며 설사때 효과를 볼 수 있다.

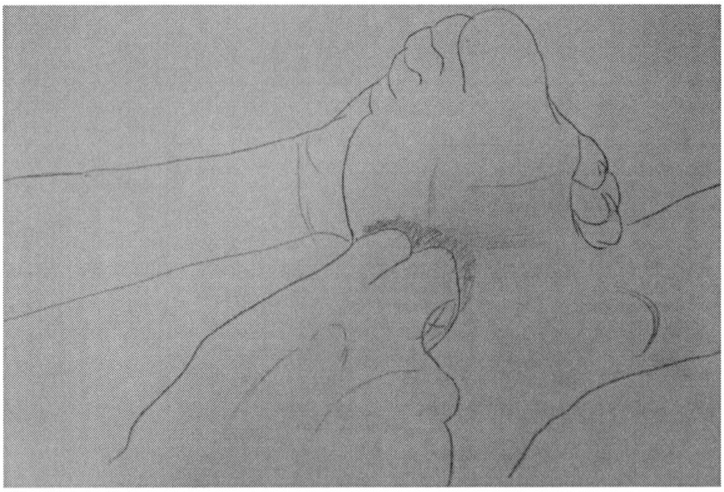

⑨ 횡행결장의 발반사 자극 지점은 발 중앙의 새끼발가락과 넷째발가락 사이 아래에서 엄지발가락 하부까지이며, 소화불량시 자극하면 효과적이다.

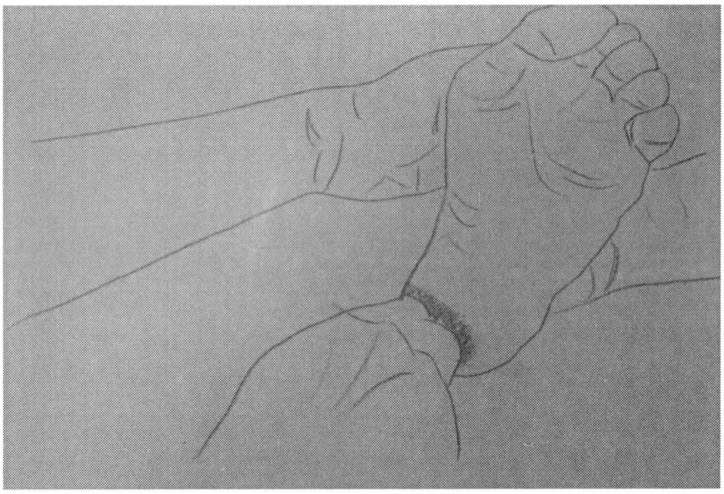

⑩ 직장의 발반사 자극 지점은 새끼발가락에서 둘째발가락 아래 부위로 노폐물을 저장하였다가 밖으로 내보내는 기능을 한다. 변비에 효과적이다.

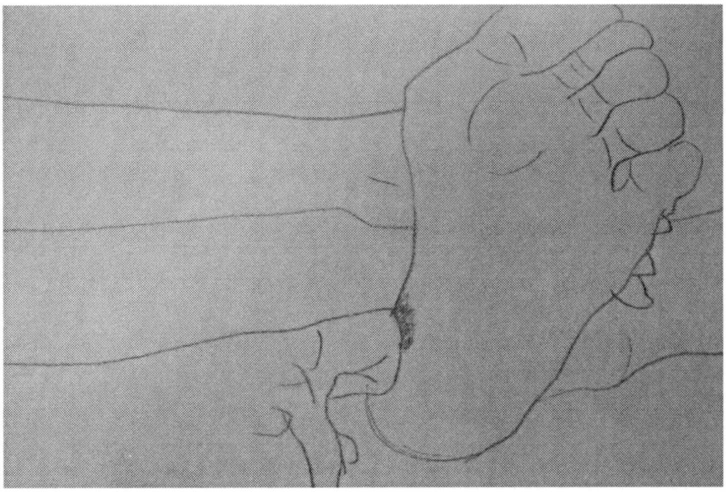

⑪ 항문의 발반사 자극 지점은 발바닥의 방광 반사구의 안쪽지점으로 이 지점은 자극시 치질예방에 효과적이다.

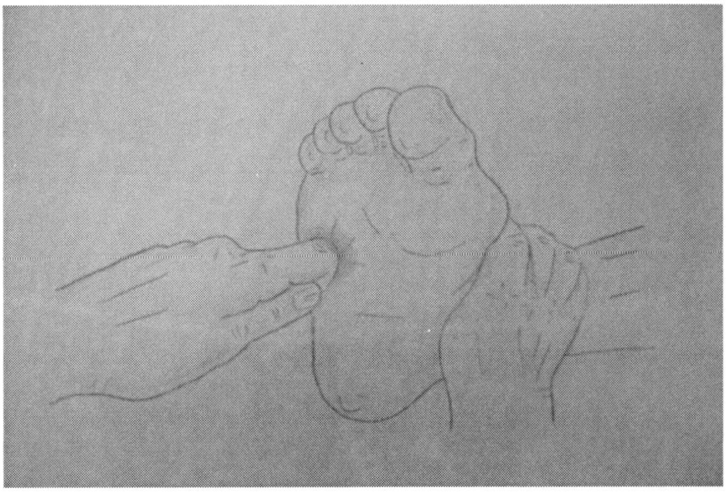

⑫ 간장의 발반사 자극지점은 오른쪽 발바닥의 제 4, 5번째 발가락의 아래 볼록한 살의 아래지점으로 전신의 피로감을 느낄 때 자극을 하면 효과적이다.

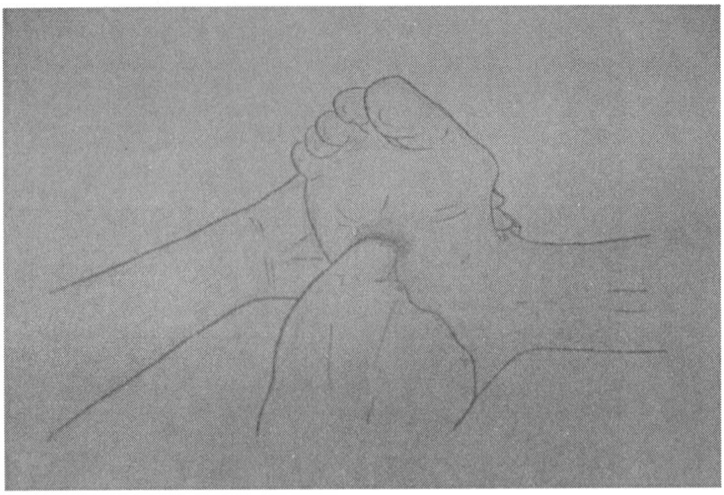

⑬ 담낭의 발반사 자극 지점은 간장 아래의 약간 안쪽 지점으로 특히 소화불량시 자극을 하면 효과적이다.

11) 생식기계

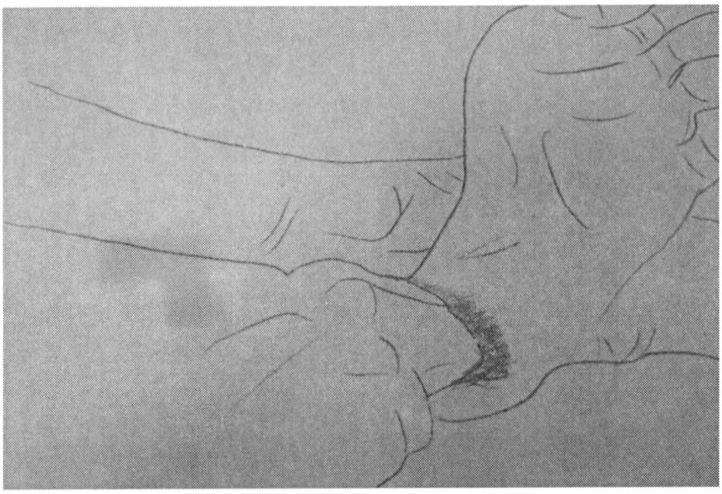

① 생식선의 발반사 자극 지점은 발바닥 뒤꿈치 중앙 및 발 바깥쪽 복사뼈 아래 지점으로 특히 생리불순일 경우 자극하면 효과적이다.

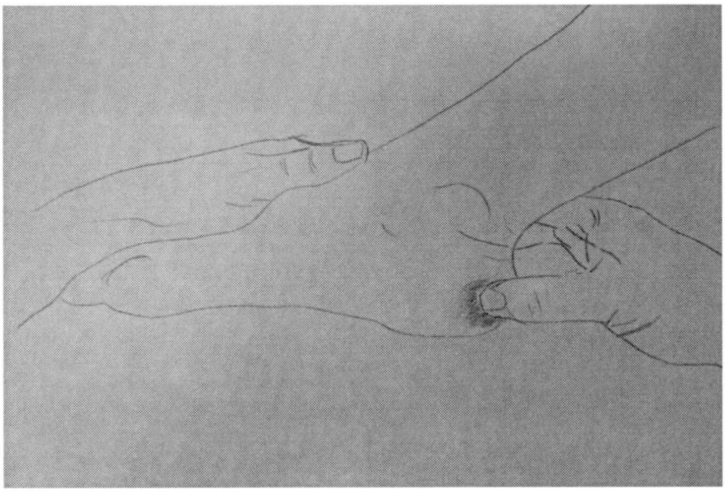

② 생식기의 발반사 자극 지점은 발의 안쪽 복사뼈 및 후방지점으로 자궁 질환 예방에 효과적일 수 있다.

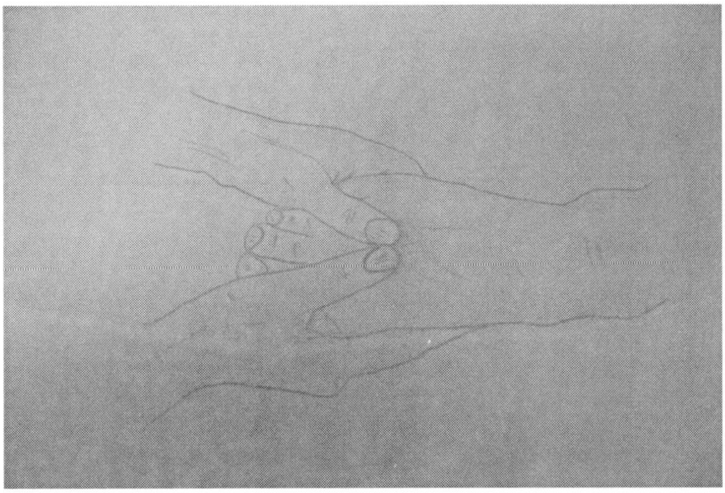

③ 흉부의 발반사 자극 지점은 발등의 제 2, 3번째 발가락 발등 부위이며 식도관련 및 흉통에 효과적이다.

부록 - 기경맥

1) 독맥의 주요유혈

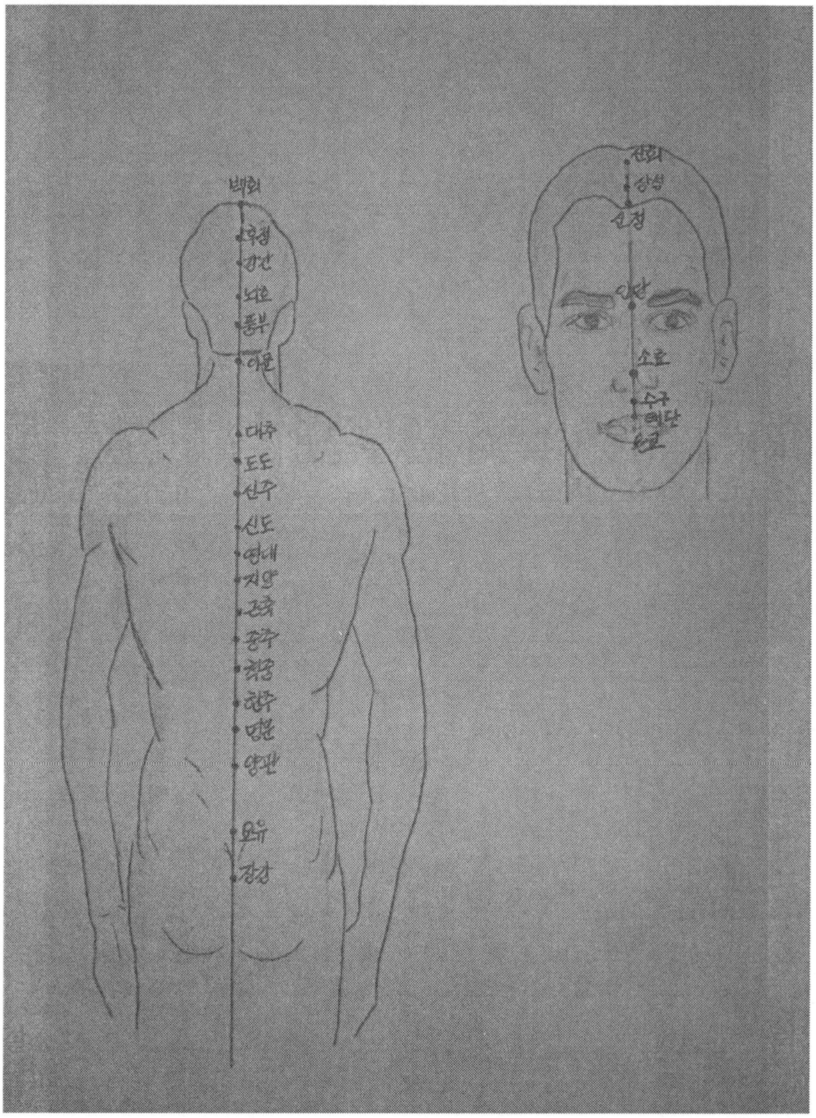

독맥은 기경탈맥중의 하나로 몸전체에 퍼져 있는 양경맥을 다스린다.

2) 임맥의 주요 유혈

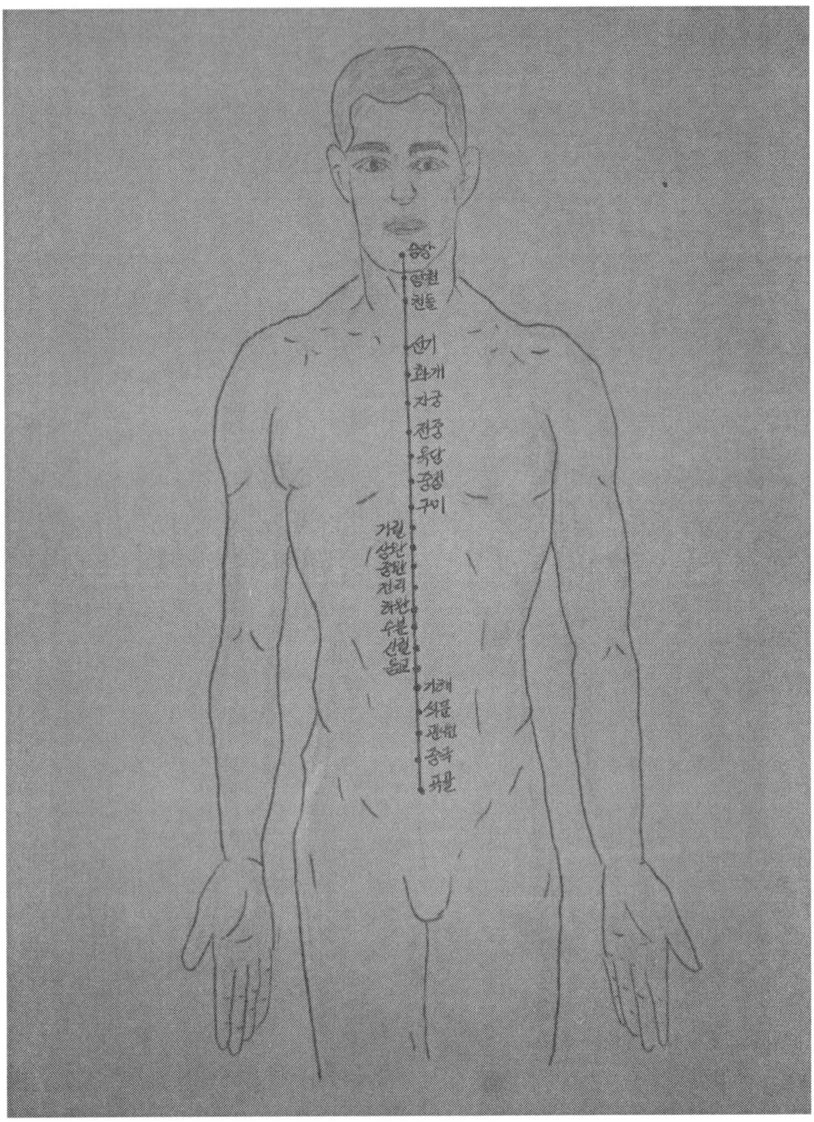

임맥은 기경팔맥의 하나로써 회음혈에서 시작하여 승장혈에서 끝난다.

3) 족태양 방광경과 유혈

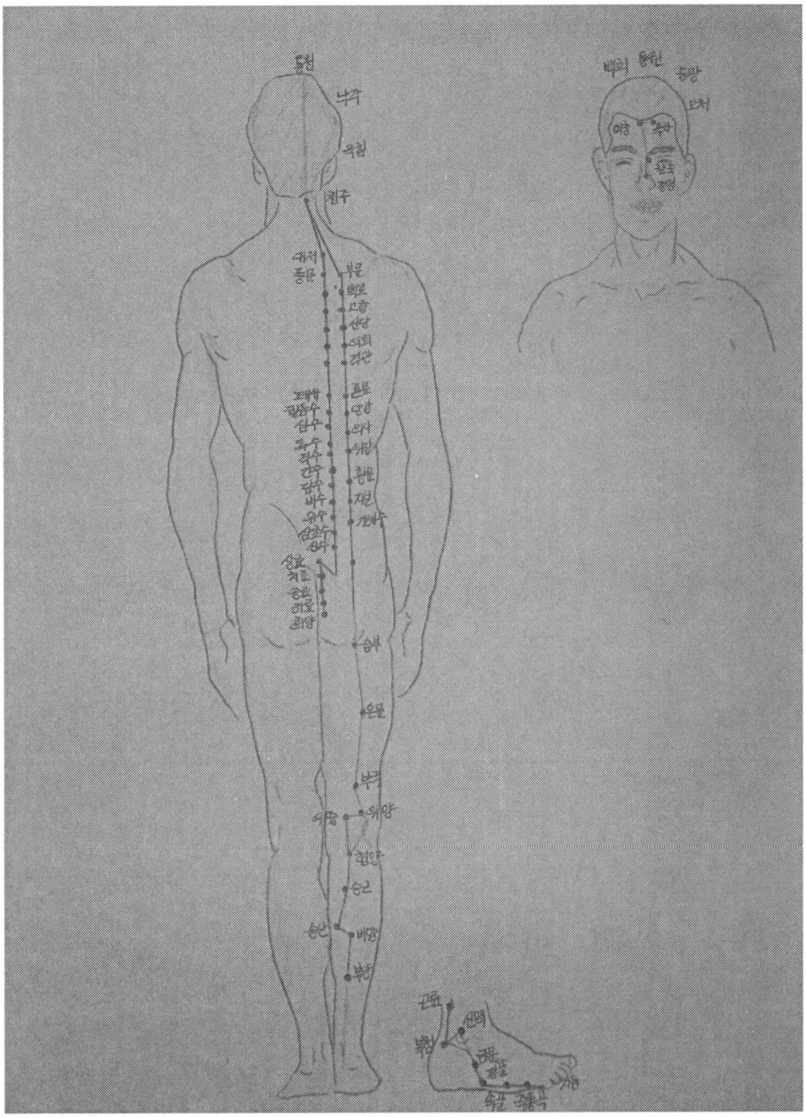

족태양 방광경은 눈안쪽에서 시작하여 자음혈에서 끝난다.

4) 족소양 담경과 유혈

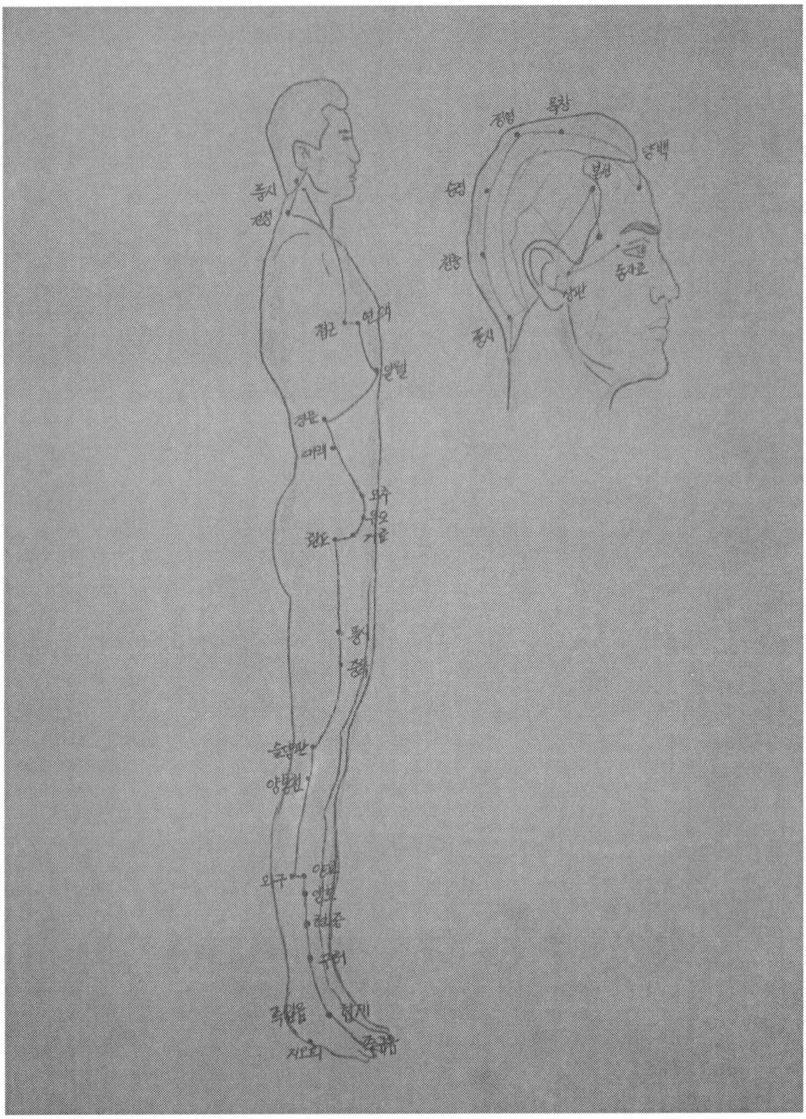

족소양담경은 눈의 바깥모서리에서 시작하여 귀뒤, 목의 뒷부분을 지나 귀음혈에 가서 끝난다.

5) 족양명위경과 유혈

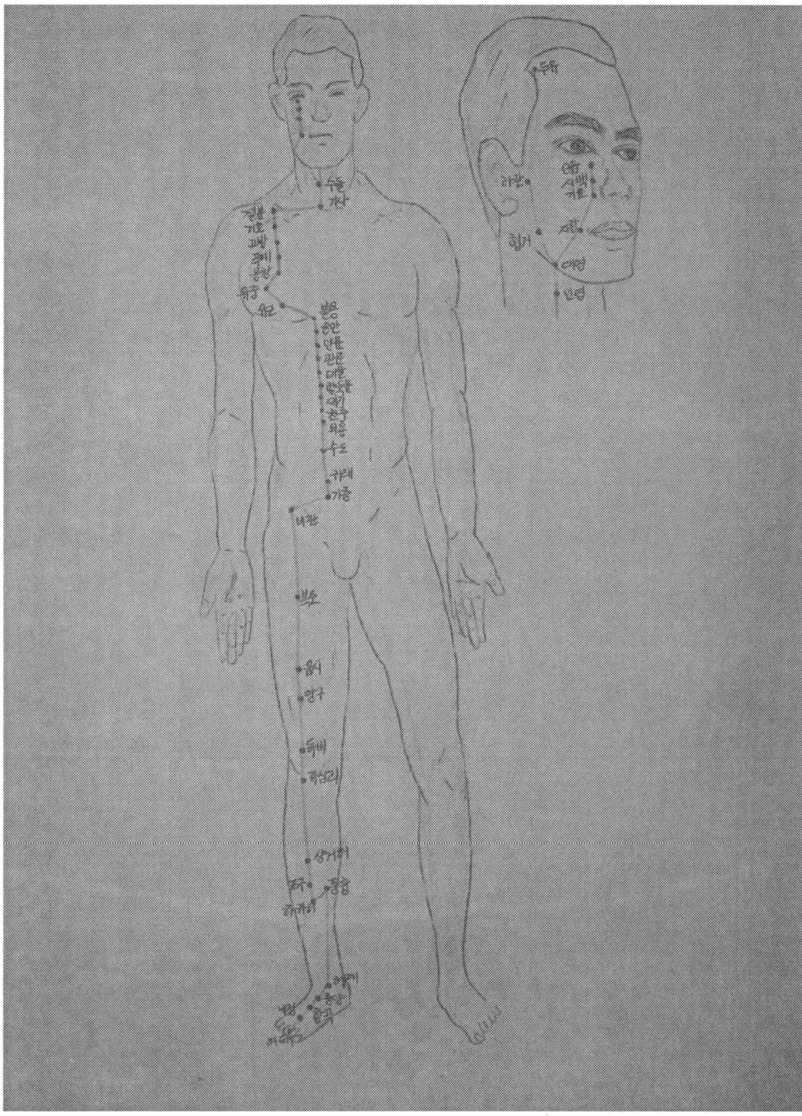

족양명위경은 눈아래에서 시작하여 얼굴의 앞부분, 목 옆면의 앞부분을 지나 여태혈에 가서 끝난다.

6) 족궐음간경과 유혈

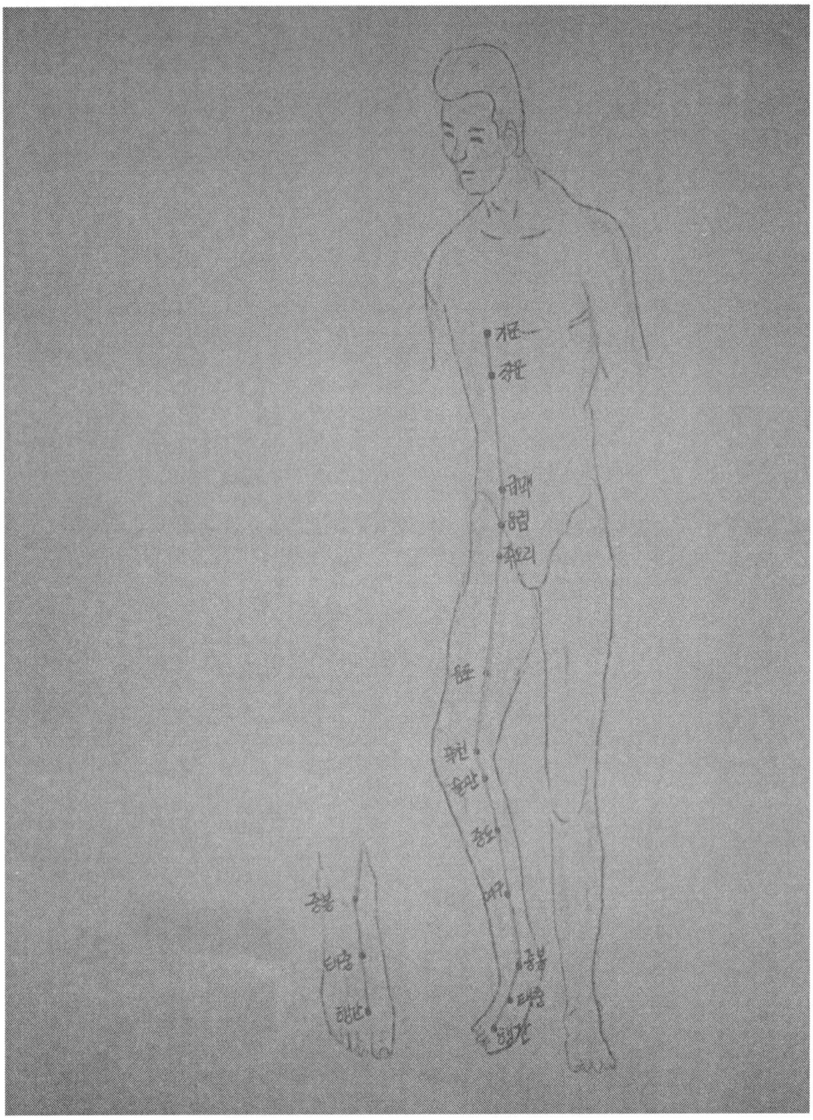

엄지발가락 발톱의 바깥쪽 모서리에 있는 태돈혈에서 시작하여 발등을 지나 정수리에서 끝난다.

7) 족소음신경과 유혈

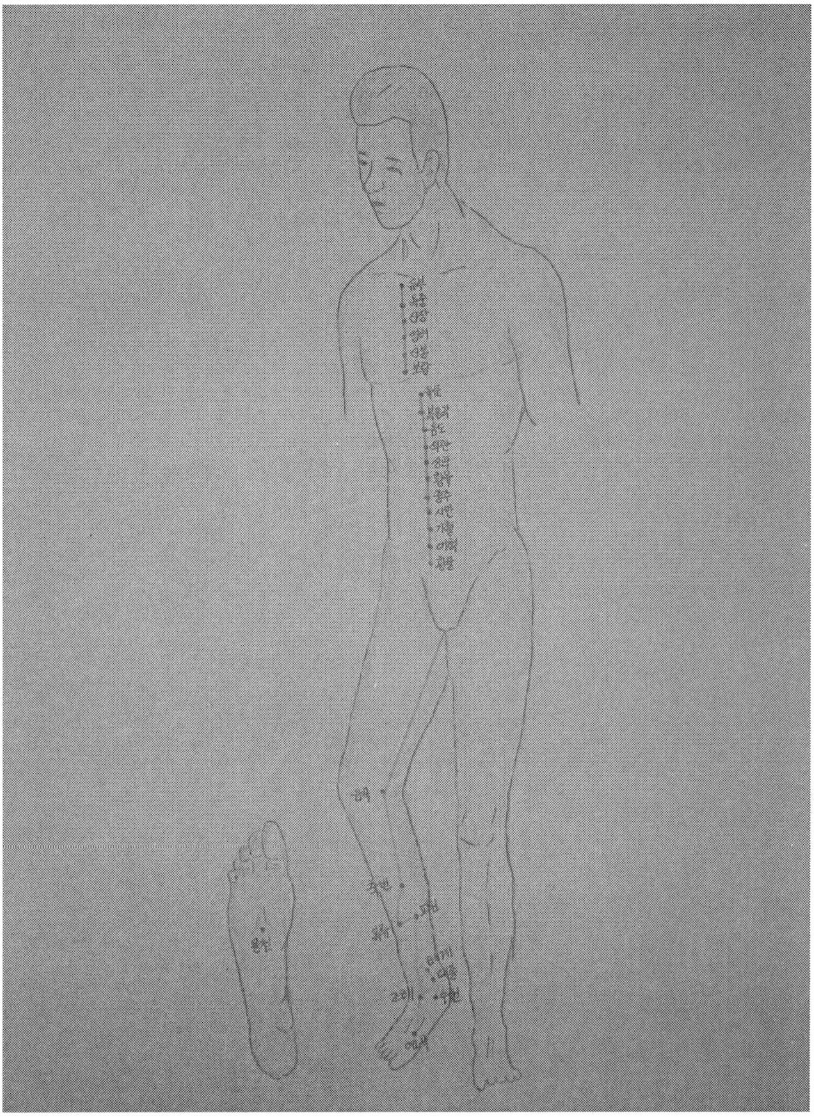

발바닥가운데 용천혈에서 시작하여 혀뿌리에서 끝난다.

8) 족태음비경과 유혈

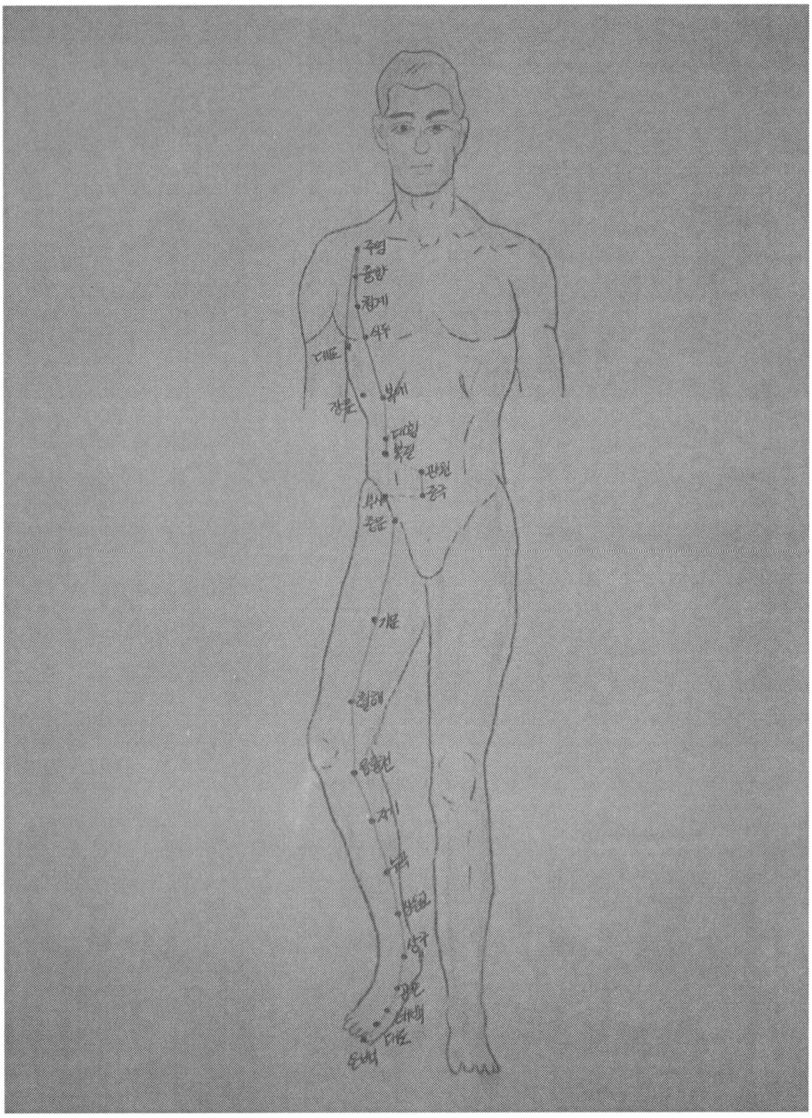

엄지발가락의 안쪽 은백혈에서 시작하여 혀뿌리에서 끝난다.

9) 수궐음심포경과 유혈

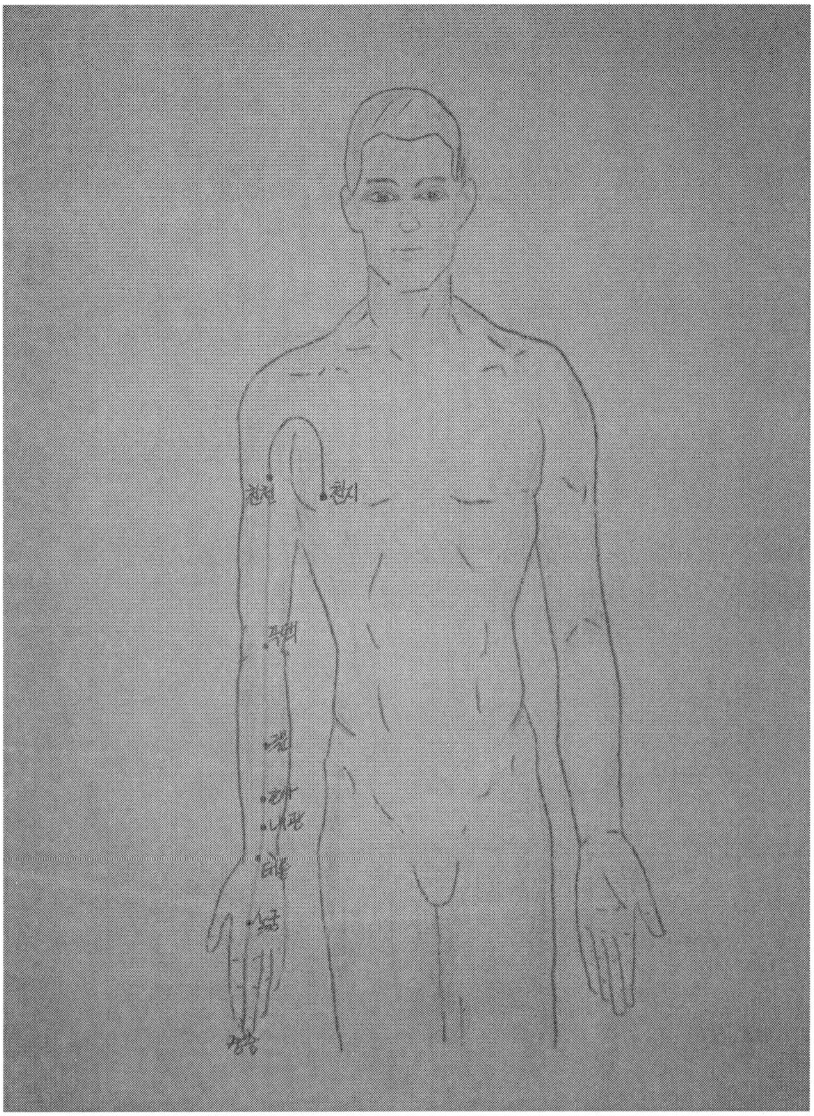

족소음신경과 연결되어 가슴의 천자혈에서 시작하여 가운데 손가락 중충혈에서 끝난다.

10) 수소양 삼촌경과 유혈

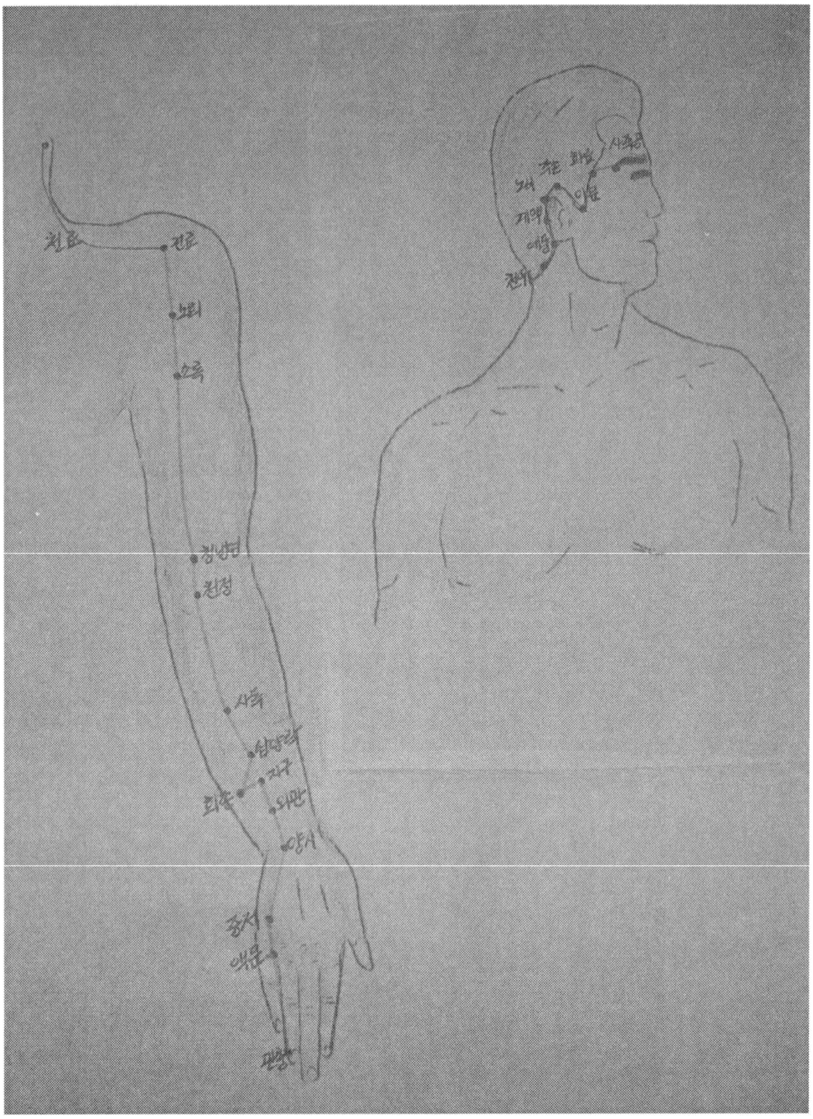

수궐음심포경과 연결된 경맥으로 네 번째 손가락 끝 관충혈에서 시작하여 사죽공혈에서 끝난다.

11) 수태양 소장경과 유혈

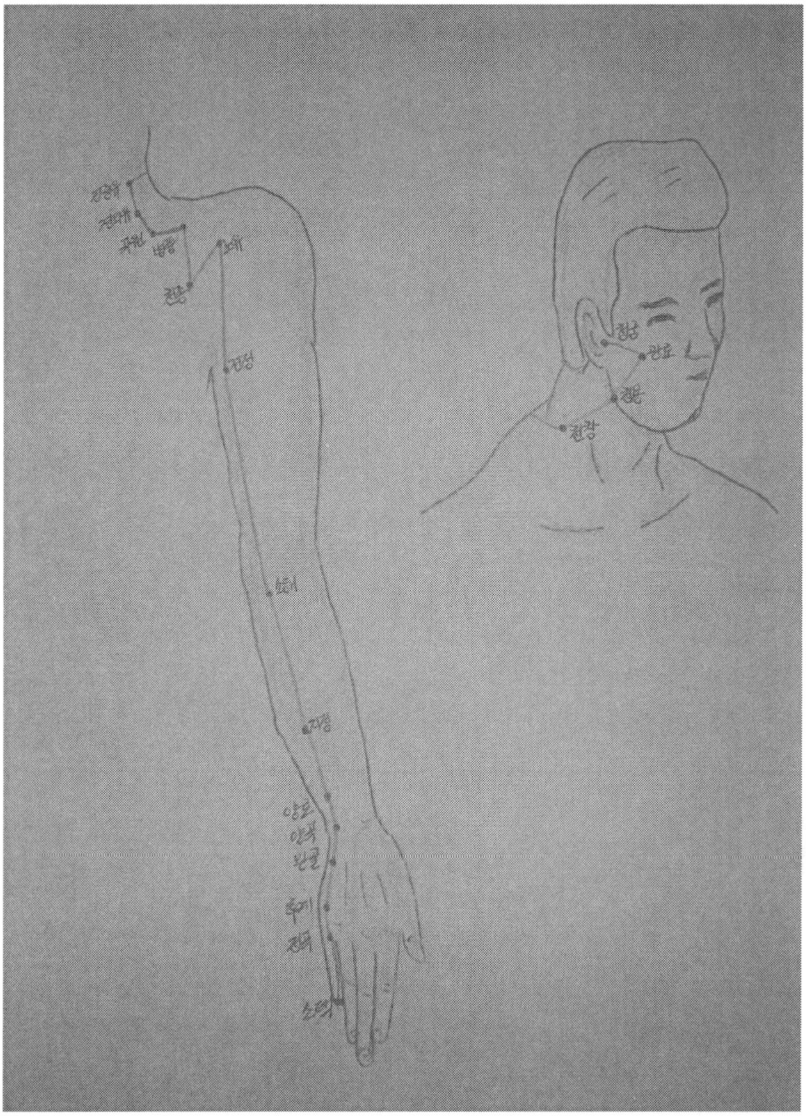

새끼손가락의 소택혈에서 시작하여 얼굴의 청궁혈에서 끝난다.

12) 수소음 심경과 유혈

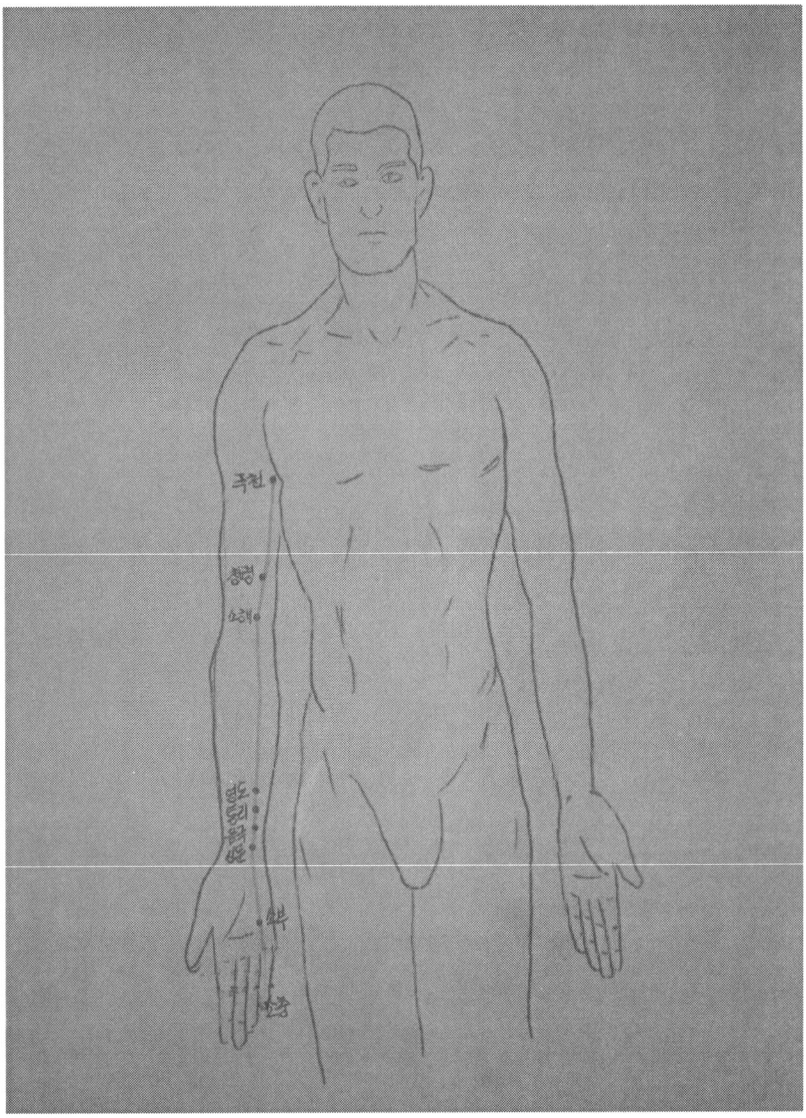

족태음비경과 연결되어 팔 안쪽의 극천혈에서 시작하여 새끼손가락의 소충혈에서 끝난다.

13) 수양명대장경과 유혈

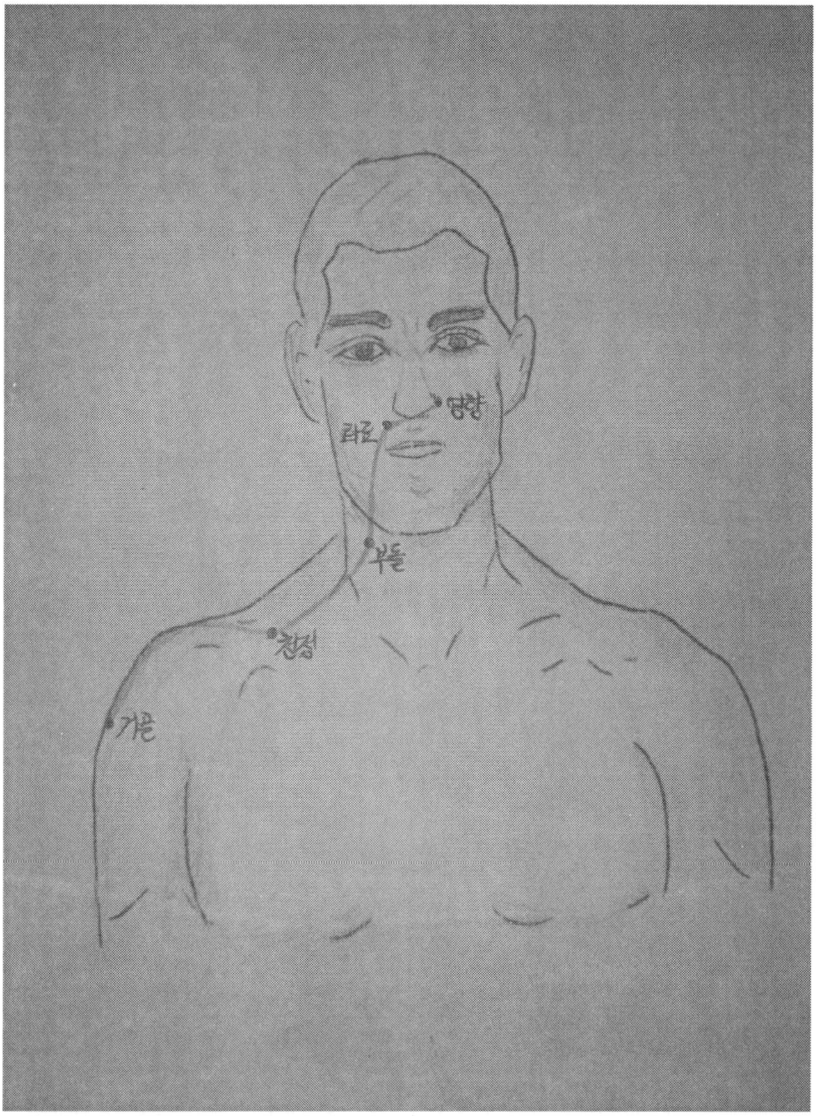

수태음폐경과 관계가 있으며, 두 번째 손가락 끝의 상양혈에서 시작하여 영향혈에서 끝난다.

14) 수태음폐경

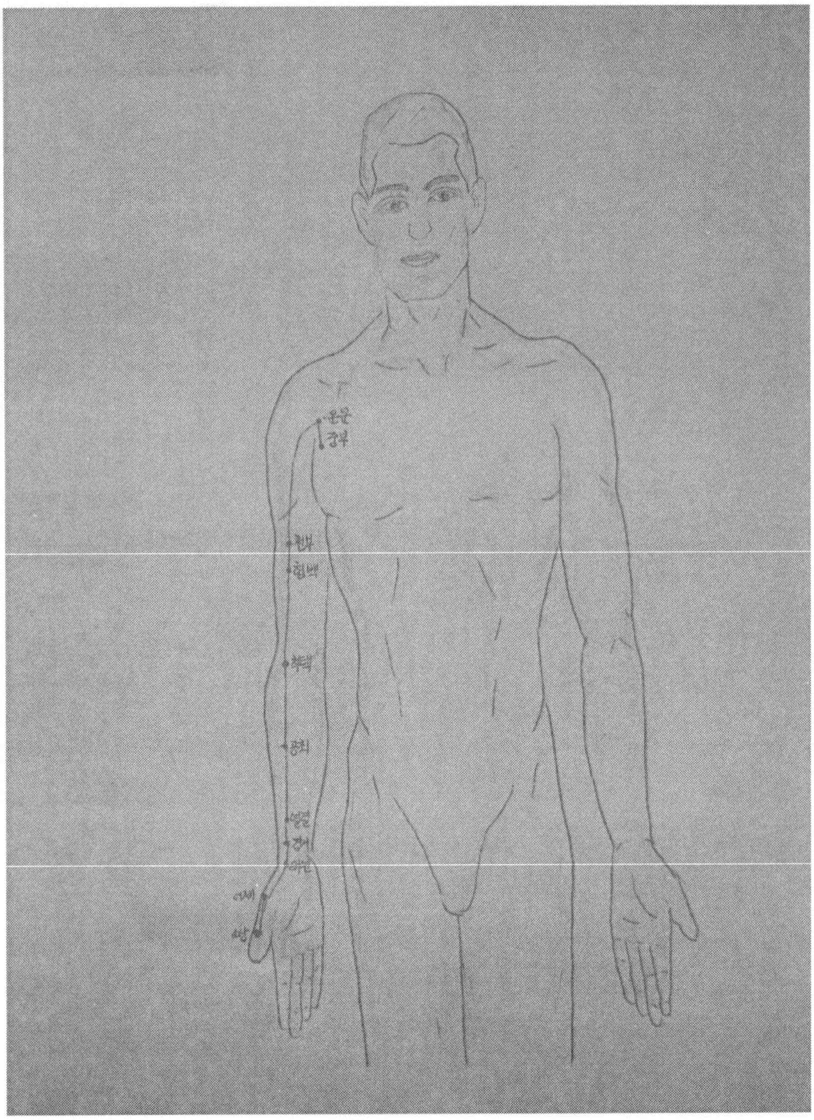

가슴에서 시작하여, 엄지 손톱밑에서 끝난다.

참고문헌

근 피로해소를 위한 스포츠마사지, 대경북스, 2013. 이기세외 6인

스포츠마사지. 신체교정학, 도서출판금광, 1996. 백남섭, 김효철

건강스포츠마사지, 활법청소년 진흥원, 1998. 박금실

쉽게 이해할 수 있는 스포츠 마사지, 도서출판 금광, 2001. 이기세외2인

저자소개

이기세

-고려대학교 교육학 석사
-인천대학교 체육학 박사
전, 우석대학교 교수
전, 경찰종합학교 외래교수
전, 인천대학교 대학, 대학원외래교수
전, 초당대학교 대학, 대학원 외래교수
현, 바른자세 헬스케어진흥원 자문교수
현, 국제대학교 교수

정형진

-인천대학교 체육학 석사
-인천대학교 체육학박사수료
현, 바른자세 헬스케어진흥원 연수원장
현, 국제대학교 외래교수
현, 인천대학교 시민대학 외래교수
현, 청운대학교 겸임교수

천인순

-인천대학교 사회복지학 석사
-남서울대학교 체육학 석사
현, 바른자세 헬스케어진흥원 전문강사
현, 국제대학교 건강관리 외래교수

일러스트 김동식